Anpassungsstörung und Akute Belastungsreaktion

Fortschritte der Psychotherapie
Band 39
Anpassungsstörung und Akute Belastungsreaktion
von Prof. Dr. Dr. Jürgen Bengel und Dipl.-Psych. Sybille Hubert

Anpassungsstörung und Akute Belastungsreaktion

von Jürgen Bengel
und Sybille Hubert

HOGREFE
GÖTTINGEN · BERN · WIEN · PARIS · OXFORD · PRAG · TORONTO
CAMBRIDGE, MA · AMSTERDAM · KOPENHAGEN · STOCKHOLM

Prof. Dr. Dr. Jürgen Bengel, geb. 1955. 1974-1979 Studium der Psychologie in Mannheim, Hamburg und Freiburg 1979-1986 Studium der Medizin in Freiburg. 1986 und 1987 Promotionen. 1992 Habilitation. 1992-1993 Heisenberg-Stipendiat der DFG. 1993-1994 Professur am Institut für Rehabilitationswissenschaften der Humboldt-Universität zu Berlin. Seit 1994 Professur für Rehabilitationspsychologie am Institut für Psychologie, Universität Freiburg. Leitung des Freiburger Ausbildungsinstituts für Verhaltenstherapie und der Ambulanz am Institut für Psychologie.

Dipl.-Psych. Sybille Hubert, geb. 1971. 1990-1997 Studium der Psychologie in Marburg und Freiburg. 1998-2005 Psychotherapeutische Tätigkeit in der Baar Klinik Donaueschingen. Seit 2002 psychotherapeutische Tätigkeit in der Ambulanz des Psychologischen Instituts der Universität Freiburg. Seit 2005 Wissenschaftliche Angestellte der Universität Freiburg, Abteilung für Klinische Psychologie und Psychotherapie. 2006 Approbation als Psychologische Psychotherapeutin (Verhaltenstherapie).

Bibliografische Information der Deutschen Nationalbibliothek

Die Deutsche Nationalbibliothek verzeichnet diese Publikation in der Deutschen Nationalbibliografie; detaillierte bibliografische Daten sind im Internet über http://dnb.d-nb.de abrufbar.

Göttingen • Bern • Wien • Paris • Oxford • Prag • Toronto
Cambridge, MA • Amsterdam • Kopenhagen • Stockholm

http://www.hogrefe.de
Aktuelle Informationen • Weitere Titel zum Thema • Ergänzende Materialien

Satz: Grafik-Design Fischer, Weimar
Druck: AZ Druck und Datentechnik, Kempten
Printed in Germany
Auf säurefreiem Papier gedruckt

ISBN 978-3-8017-1622-6

Inhaltsverzeichnis

Vorwort

Anpassungsstörungen zählen in der ambulanten wie stationären Versorgung zu den am häufigsten vergebenen Diagnosen. Bei Vorliegen eines kritischen Lebensereignisses erlaubt die Kategorie der Anpassungsstörung eine störungswertige, aber nicht spezifische Symptomatik mit einem Etikett zu versehen und einen psychotherapeutischen Versorgungsbedarf zu legitimieren. Anpassungsstörungen können als Restkategorie oder „Lückenfüller" betrachtet werden. Sie sind im Übergangsbereich zwischen psychischer Störung und normalem Erleben und Verhalten angesiedelt und dokumentieren damit die Grenzen und Probleme der diagnostischen Klassifikationsschemata: Die Diagnose einer psychischen Störung stellt immer eine dichotome Entscheidung dar, die die Komplexität der Symptomatik entscheidend reduziert.

Bei Anpassungsstörungen tragen neben der Symptomatik klinische Charakteristika wie Verlauf, Prognose, Leidensdruck, Funktionsfähigkeit im Alltag und soziale Integration zur Entscheidung bzgl. der Störungswertigkeit und damit zur Diagnosestellung bei. Sie stellen eine Störungskategorie von hoher klinischer Bedeutung dar und ermöglichen auch bei einer minder schweren Symptomatik die Indikationsstellung zu einer Psychotherapie.

Die therapeutischen Strategien bei der Behandlung von Anpassungsstörungen richten sich nach der im Vordergrund stehenden Symptomatik. Dabei gilt es zu berücksichtigen, dass diese nicht auf einer empirisch evaluierten Behandlungspraxis basieren und durch spezifische Befunde der Psychotherapieforschung gestützt werden, sondern überwiegend aus der Behandlungserfahrung abgeleitet sind und auf Konsensurteilen beruhen. Bei der Therapie der Anpassungsstörung wird insbesondere bei depressiven und Angstsymptomen auf die für die jeweiligen Störungen spezifischen Therapiestrategien zurückgegriffen. Diese Therapiemethoden werden hier nicht erschöpfend abgehandelt, es werden vielmehr ergänzende therapeutische Strategien und Maßnahmen vorgestellt.

In diesem Band werden neben den Anpassungsstörungen in einem eigenen Kapitel auch die Akute Belastungsreaktion (ICD) und die Akute Belastungsstörung (DSM) beschrieben. Dies erschien sinnvoll und notwendig, um die in der Reihe vorliegende Darstellung der Belastungsstörungen zu komplettieren und auch, um die Forschungsbefunde aus den letzten Jahren abzubilden.

Freiburg, April 2009

Jürgen Bengel
und *Sybille Hubert*

1 Beschreibung der Störung

Reaktion auf Belastungssituationen und Lebensveränderungen

Besondere Lebensereignisse oder Lebensveränderungen lösen häufig Stresserleben mit emotionalen, kognitiven, physiologischen und verhaltensbezogenen Reaktionen aus. Diese Reaktionen sind in ihrer Art, ihrem Ausmaß und ihrem Verlauf interindividuell verschieden. Sie können eine notwendige Voraussetzung für die Verarbeitung dieser Ereignisse und Veränderungen sein. Geht die Auseinandersetzung mit Belastungssituationen und Lebensveränderungen über eine zu erwartende Reaktion hinaus, so kann sie als Anpassungsstörung klassifiziert werden.

1.1 Bezeichnung

Belastende Ereignisse als Auslöser

Bei der Entstehung, Auslösung und Aufrechterhaltung vieler psychischer Störungen spielen Stressoren wie kritische Lebensereignisse, traumatische Erfahrungen oder chronische Belastungen eine wichtige Rolle. Bei den belastungsreaktiven Störungen wird angenommen, dass belastende Ereignisse oder Stressoren die entscheidenden Faktoren sind, ohne die es zumindest zu diesem Zeitpunkt nicht zu einer psychischen Störung gekommen wäre. Zur Beschreibung der auslösenden Faktoren und der Reaktion einer Person darauf werden unterschiedliche Begriffe verwendet. Manche Bezeichnungen lassen sich sowohl dem auslösenden Faktor als auch der Reaktion zuordnen. Dies trifft vor allem auf den Begriff der „Belastung" zu. Mit Belastung kann z. B. sowohl die Tatsache eintretender Arbeitslosigkeit als auch die folgende emotionale Reaktion („ich fühle mich belastet") beschrieben werden.

Begriffliche Trennung zwischen Ereignis und Reaktion

Auch der Begriff „Trauma" (griech. für „Verletzung", „Wunde") wird sowohl als Beschreibung des auslösenden Ereignisses als auch als Beschreibung der emotionalen und psychischen Folgen verwendet. Gerade beim Trauma-Begriff kann dies zu dem Fehlschluss führen, dass eine unbedingte Beziehung zwischen einem traumatischen Ereignis und der Reaktion einer Traumatisierung vorliegt („wenn jemand ein schweres Busunglück erlebt hat, dann ist er traumatisiert"). Wir nehmen daher eine begrifflich eindeutige Trennung zwischen dem belastenden Ereignis, das wir als Stressor bezeichnen, und der Reaktion des Individuums auf diesen Stressor vor. Auf der Seite des belastenden Ereignisses verwenden wir neben „Stressor" auch die Bezeichnung „traumatisches Ereignis", um dessen besondere Schwere zu kennzeichnen.

Auf Seite der Reaktion werden wir die Begriffe (psychische) Anpassungsreaktion und Belastungsreaktion synonym verwenden. Erreicht diese Reaktion Störungswert, so wird sie im ICD und im DSM als Anpassungsstörung (Adjustment disorder) bezeichnet. Manchmal findet sich auch die Benennung als „unterschwellige Störung"; damit wird angedeutet, dass die Symptome und die Schwere der Reaktion nicht für eine spezifische Störung ausreichen, jedoch ein Behandlungsbedarf gegeben ist.

Unterschwellige Symptomatik

1.2 Definition

Abgrenzung zu anderen Belastungsstörungen

Die Abgrenzung der Anpassungsstörungen von zu erwartenden, nicht pathologischen Anpassungs- und Belastungsreaktionen sollte sich durch das Ausmaß und das Erscheinungsbild der Symptomatik, den subjektiven Leidensdruck und die Dauer der Reaktionen ergeben. Diese Abgrenzung ist jedoch häufig sehr schwierig. Die Anpassungsstörungen werden im ICD zusammen mit der Akuten Belastungsreaktion (F43.0) und der Posttraumatischen Belastungsstörung (F43.1) unter die Belastungsstörungen eingeordnet. Das Erleben eines traumatischen Ereignisses wie beispielsweise einer Naturkatastrophe, einer Gewalttat, eines schweren Unfalls oder auch eines Anschlags kann eine Akute Belastungsreaktion (ICD) bzw. eine Akute Belastungsstörung (DSM) zur Folge haben und mit spezifischen Symptomen einhergehen (siehe Kapitel 5). Bei längerem Andauern dieser Symptome sprechen wir von einer Posttraumatischen Belastungsstörung. Besonders starke und länger dauernde Stressoren wie z. B. Folter, Inhaftierung in einem Konzentrationslager oder andere anhaltende lebensbedrohliche Situationen können zu einer Andauernden Persönlichkeitsänderung nach Extrembelastung (F62.0) führen. Abbildung 1 gibt einen Überblick über Anpassungs- und Belastungsstörungen, wie sie aktuell in den Diagnosesystemen ICD und DSM klassifiziert sind.

Für die Posttraumatische Belastungsstörung sei auf Ehlers (1999) und Maercker (2003) verwiesen, für die Andauernde Persönlichkeitsänderung nach Extrembelastung auf Kunzke und Güls (2003) und für die in Diskussion befindliche Komplexe Posttraumatische Belastungsstörung auf Kunzke und Güls (2003) sowie auf Huber (2005).

Einmalige, kumulierte oder kontinuierliche Belastungen

Anpassungsstörungen treten per Definition nach einem besonderen Lebensereignis auf, z. B. einem Unfall, dem Beginn einer schwerwiegenden Erkrankung oder dem Verlust eines nahe stehenden Menschen (Dilling, Mombour & Schmidt, 2008). Ein oder mehrere vorausgehende Stressoren stellen eine notwendige Voraussetzung für die Diagnosestellung dar. Auch eine Kumulation von Stressoren kann auslösend sein (z. B. erhebliche Schwierigkeiten am Arbeitsplatz *und* in der Partnerschaft) ebenso wie deren wiederkehrendes oder kontinuierliches Auftreten (z. B. saisonale Geschäftskrisen oder Leben in krimineller Umgebung). Der Stressor kann erwartbar sein und z. B. mit

	Dauer bis Auftreten der Störung	Anpassungs- und Belastungsreaktion	Dauer	Mögliche Übergänge
Stressor →	Minuten bis Stunden →	**Akute Belastungsreaktion bzw. Akute Belastungsstörung***	Stunden bis Tage bzw. bis 4 Wochen	
→	innerhalb eines Monats →	**Anpassungsstörung**	bis 6 Monate, evtl. länger	
→	Wochen bis Monate →	**Posttraumatische Belastungsstörung**	länger als 4 Wochen	
→	Wochen bis Monate →	**Andauernde Persönlichkeitsänderung nach Extrembelastung**	mind. 2 Jahre	

Abbildung 1: Anpassungs- und Belastungsreaktionen/-störungen nach ICD-10 (modifiziert nach Möller, Laux & Deister, 2005); * ergänzt um die Akute Belastungsstörung nach DSM

spezifischen Lebensphasen in Verbindung stehen (Übergänge wie z. B. Verlassen des Elternhauses, Berentung) oder aber die Person unerwartet treffen (z. B. Verkehrsunfall). Das soziale Netz kann ganz oder teilweise beeinträchtigt oder zerstört sein (z. B. bei Trennungserlebnis oder Trauerfall, auch das weitere soziale Umfeld kann betroffen sein, z. B. bei Emigration oder nach Flucht). Der Belastungsfaktor kann den Einzelnen oder auch seine Gruppe oder Gemeinde betreffen. Im folgenden Kasten sind die Diagnosekriterien für Anpassungsstörungen zusammengestellt.

Beginn und Dauer der Symptomatik

Die Symptomatik einer Anpassungsstörung beginnt in der Regel innerhalb eines Monats nach Auftreten des Stressors. In jedem Fall ist eine zeitliche Abhängigkeit zwischen Stressor und Symptomatik von weniger als drei Monaten zur Diagnosestellung erforderlich. Die Symptomatik dauert – nach Ende der Belastung oder der Belastungsfolgen – in der Regel nicht länger als sechs Monate an (bzw. zwei Jahre bei längerer depressiver Reaktion).

Akute versus chronische Anpassungsstörung

Nach DSM-IV wird in Abhängigkeit von der Erkrankungsdauer zwischen einer akuten und einer chronischen Anpassungsstörung unterschieden. Eine Anpassungsstörung gilt danach als akut, wenn die Symptome weniger als sechs Monate andauern. Sie kann als chronisch bezeichnet werden,

---

1 Die klinisch-diagnostischen Leitlinien der ICD-10 verlangen für die Diagnosestellung eine „sorgfältige Bewertung der Beziehung zwischen Art, Inhalt und Schwere der Symptome, Anamnese und Persönlichkeit sowie dem belastenden Ereignis, der Situation oder Lebenskrise". Sie liefern damit weniger gut operationalisierte Diagnosekriterien als die ICD-10-Forschungskriterien (Dilling, Mombour & Schmidt, 2004).

Diagnosekriterien für Anpassungsstörungen F43.2 (nach ICD-10-Forschungskriterien)[1]

A. Identifizierbare psychosoziale Belastung, von einem nicht außergewöhnlichen oder katastrophalem Ausmaß; Beginn der Symptome innerhalb eines Monats.
B. Symptome und Verhaltensstörungen, wie sie bei affektiven Störungen (F3) (außer Wahngedanken und Halluzinationen), bei Störungen des Kapitels F4 (neurotische, Belastungs- und somatoforme Störungen) und bei den Störungen des Sozialverhaltens (F91) vorkommen. Die Kriterien einer einzelnen Störung werden aber nicht erfüllt. Die Symptome können in Art und Schwere variieren.
C. Die Symptome dauern nicht länger als sechs Monate nach Ende der Belastung oder ihrer Folgen an, außer bei der längeren depressiven Reaktion (F43.21). Bis zu einer Dauer von sechs Monaten kann die Diagnose einer Anpassungsstörung gestellt werden.

wenn die Symptome sechs Monate oder länger anhalten. Dies ist dann sinnvoll, wenn die Symptome eine Reaktion auf einen chronischen Stressor (z. B. chronische körperliche Erkrankung) oder auf einen Stressor mit anhaltenden Folgen sind. Letzteres ist zum Beispiel beim Verlust des Arbeitsplatzes der Fall, dessen finanzielle Auswirkungen mittel- und auch langfristige Konsequenzen wie die Notwendigkeit zum Verkauf des eigenen Hauses oder eine unzureichende Absicherung im Alter haben.

Klinische Relevanz depressiver Symptome

Je nach vorherrschender Symptomatik werden nach ICD-10 sieben Untergruppen von Anpassungsstörungen unterschieden, von denen vor allem die (kurz und länger andauernden) depressiven Reaktionen von klinischer Relevanz sind (vgl. Kasten). Als *kurze depressive Reaktion* wird ein leichter depressiver Zustand klassifiziert, der maximal einen Monat andauert. Eine *längere depressive Reaktion* wird bei einem leichten depressiven Zustand als Reaktion auf eine länger anhaltende Belastungssituation diagnostiziert, wobei dieser Zustand für die Diagnosestellung nicht länger als zwei Jahre andauern darf.

Klassifikation von Anpassungsstörungen (nach ICD-10)

- Kurze depressive Reaktion (F43.20).
- Längere depressive Reaktion (F43.21).
- Angst und depressive Reaktion gemischt (F43.22).
- Mit vorwiegender Beeinträchtigung von anderen Gefühlen (F43.23).
- Mit vorwiegender Störung des Sozialverhaltens (F43.24).
- Mit gemischter Störung von Gefühlen und Sozialverhalten (F43.25).
- Mit sonstigen spezifischen deutlichen Symptomen (F43.28).

Eine Anpassungsstörung mit vorwiegender Beeinträchtigung von anderen Gefühlen kann vergeben werden, wenn die Symptome verschiedene affektive Qualitäten wie Angst, Depression, Sorgen, Anspannung und Ärger betreffen. Unter Anpassungsstörungen mit vorwiegender Störung des Sozialverhaltens fällt z. B. die Trauerreaktion eines Jugendlichen mit aggressivem und dissozialem Verhalten. Anpassungsstörungen mit gemischter Störung von Gefühlen und Sozialverhalten zeichnen sich durch ein gleichzeitiges Auftreten von Störungen sowohl der Gefühle als auch des Sozialverhaltens aus.

Beeinträchtigung anderer Gefühle

Fallbeispiel Herr C.

Herr C., ein 57-jähriger Kaufmann, verheiratet seit 28 Jahren, drei erwachsene Kinder, lebt mit seiner Ehefrau in einem Vorort einer mittelgroßen Stadt. Nach dem zweiten schweren Herzinfarkt wurde er vor einem Jahr frühberentet. Vor der Berentung war er als Abteilungsleiter in einer größeren Spedition tätig. Er hat leichtes Übergewicht, einen hohen Blutdruck, bewegt sich wenig und treibt keinen Sport. Pro Tag raucht er ca. zehn Zigaretten.

Herr C. berichtet, dass sich seit seiner Herzerkrankung vor drei Jahren alles verändert habe. Früher sei er immer derjenige gewesen, der alles im Griff gehabt habe. Beruflich sei er eingespannt gewesen, aber sehr erfolgreich und habe immer viel Anerkennung bekommen. In der Familie habe es natürlich schon immer mal wieder Probleme gegeben, aber er habe sich immer für seine Kinder eingesetzt, aus denen „auch etwas geworden" sei. Auch nachdem sie ausgezogen seien, hätten sie oft angerufen und seinen Rat gesucht. Dann habe er den ersten Herzinfarkt gehabt, den er eigentlich gar nicht so ernst genommen habe. Für ihn sei das eher wie eine Grippe gewesen, er habe seine Medikamente genommen und kurz danach wieder wie immer gearbeitet. Nach dem zweiten Herzinfarkt habe er eine längere Reha-Maßnahme gemacht. Die Ärzte hätten ihm gesagt, nächstes Mal überlebe er es vielleicht nicht, er müsse dringend seinen Stress reduzieren. Seine Familie habe sich furchtbare Sorgen um ihn gemacht. Ihnen zuliebe sei er in Rente gegangen. Es sei ihm furchtbar schwer gefallen, die Firma zu verlassen. Aber er habe sich gedacht, wenn ihm etwas passiere, was würde dann aus seiner Familie?

Seither sei er viel zu Hause. Immer wieder habe er das Gefühl, nutzlos zu sein. Früher seien seine Frau und er im Urlaub oder an Wochenenden oft Wandern gewesen. Aber wenn er sich heute körperlich anstrenge, bleibe ihm die Luft weg oder er habe ein Stechen in der Brust. Er könne sich nur schwer aufraffen, irgendetwas zu tun. Er habe wenig Lust, irgendjemanden zu treffen und wüsste auch nicht, worüber er reden solle. Manchmal frage er sich, wie es weitergehen solle und grüble über seine Lebenssituation und Perspektiven, suche nach Lösungen, komme aber einfach nicht richtig weiter.

Psychische Diagnose:
- F43.21 Anpassungsstörung, längere depressive Reaktion
- (DD F32.0 leichte depressive Episode)

Medizinische Diagnose:
- Zustand nach Myokardinfarkt vor 3 Jahren, leicht
- Zustand nach Myokardinfarkt vor 1,5 Jahren, schwer
- Myokardinsuffizienz, Stadium II (Beschwerden bei stärkerer körperlicher Belastung)

Merke:

Die Diagnose einer Anpassungsstörung wird gestellt, wenn eine Person nach einem (oder mehreren) identifizierbaren Auslösern (Stressoren) depressive Symptome, Ängste, andere Gefühle wie z. B. Anspannung und Ärger und/oder Verhaltensauffälligkeiten entwickelt.

Die Intensität der Symptome sowie deren Dauer genügen nicht den Kriterien einer spezifischen Diagnose. Anpassungsstörungen lassen sich durch ihre unterschwellig (subsyndromal) ausgeprägte Symptomatik vom Vollbild „verwandter Störungen" abgrenzen. Die Grenzziehung zwischen Anpassungsstörungen und spezifischen Störungskategorien – vor allem depressiven Episoden – ist jedoch nicht immer möglich. Eine im zeitlichen und klinischen Zusammenhang mit einem belastenden Ereignis auftretende Symptomatik spricht nicht automatisch für die Diagnose einer Anpassungsstörung.

Die Frage, ob Anpassungsstörungen tatsächlich ein abgrenzbares, eigenes Störungsbild darstellen wird weiterhin kontrovers diskutiert. In den anstehenden bzw. laufenden Revisionen des ICD und des DSM wird die Frage der distinkten Kategorien, aber auch die der Praktikabilität und der therapeutischen Relevanz, aufgegriffen und diskutiert.

1.3 Epidemiologische Daten

Prävalenzschätzung schwierig

Anpassungsstörungen zählen zu den häufigsten Diagnosen, die in der ambulanten und stationären Versorgungspraxis gestellt werden. Es liegen jedoch keine ausreichend validen Daten zur Häufigkeit in der Bevölkerung und in klinischen Gruppen vor. Die diagnostische Unschärfe und die konzeptionelle Unklarheit des Störungsbildes haben dazu geführt, dass die Anpassungsstörungen in den bevölkerungsbezogenen epidemiologischen Studien wie dem US National Comorbidity Survey oder dem Bundesgesundheitssurvey nicht erfasst wurden (Jacobi et al., 2004; Kessler & Walters, 2002). Die hohe Komorbidität der belastungsreaktiven Störungen, die geringe Spezifität der Symptomatik und die Nachrangigkeit der Kategorie Anpassungsstörung sind weitere Gründe, warum valide Prävalenzzahlen nicht verfügbar sind. Ferner macht die mangelnde Abgrenzung vor allem zu den depressiven Störungen Aussagen zur Prävalenz nahezu unmöglich.

Prävalenz in der Allgemeinbevölkerung

Nur in einer europäischen multizentrischen Studie in der *Allgemeinbevölkerung* wurde unter Anwendung der DSM-IV-Kriterien für die Anpassungsstörung mit depressiver Symptomatik eine Punktprävalenz von 0,6 % für Frauen und 0,3 % für Männer ermittelt (Ayuso-Mateos et al., 2001). Wurde nach ICD-10-Kriterien klassifiziert, ergaben sich mit 0,3 % noch niedrigere Raten. Im DSM-IV-TR werden für Kinder, junge Erwachsene und ältere Personen Prävalenzraten von 2 bis 8 % angegeben.

Häufigste Diagnose bei chronischen körperlichen Erkrankungen

Häufigste Diagnose in der stationären psychosomatischen Rehabilitation

In *klinischen Gruppen* finden sich erwartungsgemäß höhere Prävalenzraten als in der Allgemeinbevölkerung. Zwischen 10 % und 30 % aller psychiatrischen Patienten in der ambulanten Versorgung erhalten die Diagnose einer Anpassungsstörung, im Konsil-Liaisondienst liegen die Prävalenzen zwischen 8 und 12 % (American Psychiatric Association, 2000; Arolt, Gehrmann & John, 1995). Die genannten Morbiditätsraten sind stark abhängig von den spezifischen Bedingungen und klinischen Kontexten, in denen die Erhebungen erfolgten. So fand sich z. B. eine sehr hohe Rate von 50 % Anpassungsstörungen bei älteren Patienten nach einer Herzoperation. Bei Patienten, die an einer schweren bzw. chronischen körperlichen Erkrankung leiden, sind die Anpassungsstörungen die am häufigsten gestellte Diagnose. Hier werden zwischen 5 % und 30 % Anpassungsstörungen diagnostiziert. Auch diese Angaben sind mit Unsicherheit behaftet und schwanken in Abhängigkeit von der jeweiligen Population und dem diagnostischen Ansatz. Eine eindeutige Differenzierung zwischen depressiven Episoden, Dysthymien und Anpassungsstörungen ist nicht möglich. Nach chronischen Rückenschmerzen und Bandscheibenschäden, Infektionen der oberen Atemwege (Bronchitis) und Magen-Darm-Erkrankungen sind depressive Episoden und Reaktionen auf schwere Belastungen sowie Anpassungsstörungen die wichtigsten Diagnosen, die zu einer Arbeitsunfähigkeit führen (Deutsche Angestellten Krankenkasse, 2005). Anpassungsstörungen gehören auch zu den häufigsten psychischen Störungen in der stationären psychosomatischen Rehabilitation. Der Anteil von Anpassungsstörungen bei erwachsenen Patienten mit einer psychischen oder Verhaltensstörung als Erstdiagnose liegt bei rund 27 %. Der Anteil mit der Diagnose „Depressive Episode" (F32) beträgt 28 %, bei der Diagnose „Rezidivierende depressive Störung" (F33) bei 24 % (Deutsche Rentenversicherung Bund, 2008).

In der *ambulanten psychotherapeutischen Versorgung* liegt der Anteil von Patienten mit der Hauptdiagnose Anpassungsstörungen zwischen 5 und 20 % (DSM-IV) (Casey, Dowrick & Wilkinson, 2001). Anpassungsstörungen werden im Allgemeinkrankenhaus häufiger als depressive Störungen

Häufigste psychische Diagnose in der hausärztlichen Versorgung

diagnostiziert. In der hausärztlichen Versorgung bilden sie die häufigste psychische Störung (Snyder, Strain & Wolf, 1990). Bei Erwachsenen wird dabei am häufigsten die Diagnose einer Anpassungsstörung mit depressiver Stimmung, mit Angst bzw. Angst und depressiver Stimmung gemischt, gestellt.

In *Abteilungen für psychosomatische Medizin* finden sich rund 25 % Frauen und rund 23 % Männer mit Neurotischen, Belastungs- und Somatoformen Störungen und in den Abteilungen für Psychiatrie sind dies 14 % bzw. 9 % (Arolt et al., 1995). Eine Differenzierung der Störungen liegt leider nicht vor. In psychosomatischen Rehabilitationskliniken finden sich 17 % der Patienten mit einer Diagnose aus dem Kapitel „Reaktionen auf schwere Belastungen und Anpassungsstörungen" (F43) (Verband Deutscher Rentenversicherungsträger, 2003). In Patientendaten der damaligen Bundesversicherungsanstalt für Angestellte (BfA) mit rund 45.000 Patienten, die im Jahr 2002 in der stationären psychosomatischen Rehabilitation behandelt wurden, fand sich mit 22 % ein etwas höherer Anteil von Belastungs- und Anpassungsstörungen (Barghaan, Watzke, Koch & Schulz, 2005). Diese Daten sind jedoch nicht nach Anpassungsstörungen und Posttraumatischen Belastungsstörungen differenziert, so dass keine Aussage über den jeweiligen Anteil möglich ist.

Soziodemografische Merkmale

Anpassungsstörungen können in jeder Altersgruppe auftreten. Bei alleinstehenden bzw. geschiedenen sowie bei jungen und älteren Menschen im Zusammenhang mit spezifischen Lebensphasen werden Anpassungsstörungen häufiger diagnostiziert (Frommberger, Hecht & Bengel, 2009; Möller et al., 2005). Daten zur Prävalenz von Anpassungsstörungen bei Kindern und Jugendlichen liegen kaum vor; in Stichproben aus der Kinder- und Jugendpsychiatrie liegt die Häufigkeit zwischen 7 und 65 % der Diagnosen (Newcorn & Strain, 1992). Die Frage der Geschlechtsunterschiede ist nicht eindeutig geklärt. Einige Studien gehen von der häufig bei psychischen Störungen zu findenden doppelt so hohen Prävalenz bei Frauen aus, andere zeigen, dass Männer und Frauen etwa gleich häufig betroffen sind.

Merke:

- Die Anpassungsstörungen bilden einen Anteil von 10 bis 30 % an den psychischen Störungen. Sie zählen zu den häufigsten Diagnosen in der ambulanten und stationären Versorgung.
- Anpassungsstörungen werden häufig im Rahmen von (schweren) chronischen körperlichen Erkrankungen diagnostiziert.
- Sie können in jedem Lebensalter auftreten, alleinstehende Menschen sind etwas häufiger betroffen.
- Die unscharfen Diagnosekriterien und die Überlappung der Symptome insbesondere mit depressiven Störungen erschweren präzise Aussagen zur Epidemiologie.

1.4 Verlauf und Prognose

Die Dauer einer Anpassungsstörung beträgt ca. sechs Monate. Dies gilt jedoch nur, wenn der Stressor und dessen Folgen beendet sind. Häufig dauern die Stressorfolgen jedoch an, sodass die Symptomatik länger besteht. Dies wäre beispielsweise bei einer misslungenen Anpassung an eine chronische körperliche Erkrankung wie etwa eine Tumorerkrankung der Fall, die als Stressorfolge finanzielle Schwierigkeiten infolge eingeschränkter Berufsfähigkeit nach sich zieht. Handelt es sich um eine längere depressive Reaktion, so wird von einer Dauer von zwei Jahren ausgegangen. Bei Fortbestehen der Symptomatik über die genannten Zeitbegrenzungen hinaus, kann die Diagnose entsprechend dem gegenwärtigen klinischen Bild unter Verwendung der Z-Kodierungen (Kapitel XXI der ICD-10) verschlüsselt werden. Die zeitliche Begrenzung auf sechs Monate bzw. zwei Jahre nach ICD hat sich nicht bewährt und sollte künftig nicht mehr verwendet werden (siehe auch Dilling & Freyberger, 2006). Sie bildet die Verläufe nach belastenden Lebensereignissen nicht adäquat ab und erschwert zudem konkrete Aussagen zur Prognose.

Zeitlicher Verlauf abhängig von der Art des Stressors

Anpassungsstörungen nehmen überwiegend einen günstigen Verlauf und haben eine positive Prognose. Jedoch verläuft bei ca. 20 % die Anpassungsstörung chronisch; Risikofaktoren dafür sind suizidale und selbstdestruktive Symptome, anhaltende Belastungen (chronische Stressoren) und jüngeres Lebensalter (Frommberger et al., 2009). Auf längere Sicht muss damit gerechnet werden, dass bei einem substanziellen Anteil der Patienten erneut eine Anpassungsstörung auftritt. Ferner spielen die Anpassungsstörungen eine wichtige Rolle bei der Entstehung von Angststörungen, depressiven Störungen und Abhängigkeitserkrankungen.

Überwiegend günstige Prognose

Patienten mit einer Anpassungsstörung mit depressiver Symptomatik erfahren schneller eine Besserung als Patienten mit einer depressiven Episode. Eine stationäre Wiederaufnahme ist bei Patienten mit einer Anpassungsstörung seltener erforderlich. In einer katamnestischen Studie klagten allerdings Patienten mit einer kurz oder länger dauernden depressiven Reaktion noch fünf Jahre nach stationärer Entlassung über eine im Vergleich zu gesunden Kontrollpersonen reduzierte Lebenszufriedenheit, und dies, obwohl sich bei etwa 30 % der Patienten die depressive Symptomatik bereits zum Zeitpunkt der Entlassung deutlich zurückgebildet hatte. Weitere 40 % benötigten für eine deutliche Symptomreduktion sechs Monate, 17 % der Patienten zeigten über den gesamten Katamnesezeitraum hinweg eine deutlich bis stark ausgeprägte depressive Symptomatik. Bei der Nachuntersuchung war rund die Hälfte der Patienten unauffällig, die andere Hälfte erfüllte jedoch die Kriterien für eine Angststörung oder eine Depression (Bronisch, 1991). Die diagnostischen Unsicherheiten bei der Anpassungsstörung erschweren empirisch fundierte Aussagen zum Verlauf und zur Prognose. Aus klinischer Sicht sind soziale Einbindung und Unterstüt-

Verlauf der depressiven Symptomatik

zung, Suizidalität und komorbide psychische Störungen entscheidend für die Prognose.

Schwererer Verlauf und häufigere Verhaltensauffälligkeiten bei Kindern und Jugendlichen

Die Besonderheiten der Anpassungsstörungen bei *Kindern und Jugendlichen* liegen in einer längeren Dauer im Vergleich zu Erwachsenen und im häufigeren Auftreten von Verhaltensauffälligkeiten (aggressives oder dissoziales Verhalten) oder regressiven Verhaltenstendenzen. Die Wahrscheinlichkeit für eine Wiedererkrankung bzw. eine Neuerkrankung an einer anderen psychischen Störung ist erhöht (Neubert & Reschke, 2004). Damit sind Anpassungsstörungen bei Kindern und Jugendlichen insgesamt prognostisch schlechter als bei Erwachsenen einzuschätzen. Eine Anpassungsstörung im Rahmen einer chronischen körperlichen Erkrankung besitzt bei Kindern jedoch eine günstige Prognose. Typische belastende Ereignisse bei Kindern und Jugendlichen sind Probleme im Zusammenhang mit der Schule wie Schulversagen oder Schulwechsel. Weitere wichtige belastende Ereignisse sind Verlust eines Elternteils bzw. Verlust der Großeltern oder andere Trennungserfahrungen, massive Probleme in der Familie und Probleme in der Gruppe der Gleichaltrigen bzw. Enttäuschungen in einer Liebesbeziehung.

Valide Aussagen durch Unterschwelligkeit und Vielfalt der Symptome erschwert

Verlässliche und verallgemeinerbare Aussagen über den Verlauf und die Prognose von Anpassungsstörungen sind leider nicht möglich, da es kaum Studien über diese Diagnosegruppe gibt. Die große Bandbreite an auslösenden Ereignissen und Stressoren, ihre unterschiedliche Wertigkeit und Dauer erschweren entsprechende Studien. Die verfügbaren Untersuchungen weisen darüber hinaus methodische Mängel (z. B. kleine Stichproben, fehlende Operationalisierung der Diagnosen, unterschiedliche Erhebungskontexte) auf, so dass die Befundlage insgesamt sehr unbefriedigend ist. Insbesondere ist ungeklärt, inwieweit z. B. eine Anpassungsstörung mit depressiver Symptomatik einen Risikofaktor für die Entwicklung einer depressiven Störung darstellt. Die hohen Raten an Patienten mit einer schweren depressiven Episode im weiteren Krankheitsverlauf deuten darauf hin, dass diese unterschwellige Symptomatik bei einem nicht unbeträchtlichen Teil der Betroffenen das Risiko erhöht, an einer schweren Depression zu erkranken. Zum Verlauf einer Anpassungsstörung in Abhängigkeit von einer psychotherapeutischen Behandlung liegen derzeit keine Daten vor. Da die Anpassungsstörung immer nur dann als Diagnose vergeben wird, wenn die Symptome nicht hinreichend für eine spezifische Diagnosekategorie sind bzw. eine minder schwere Ausprägung aufweisen, sind auch künftig keine validen Daten zur Prävalenz und zum Verlauf zu erwarten.

Merke:

- Anpassungsstörungen stellen einen Risikofaktor für spezifische psychische Störungen, vor allem depressive Störungen, Angststörungen und Substanzmissbrauch dar.

- Ein großer Teil der Anpassungsstörungen verläuft günstig. Der Verlauf ist abhängig von der Art und Schwere der Stressoren und von den Ressourcen der Person.
- Bei einem Teil der Patienten tritt erneut eine Anpassungsstörung auf. Das Risiko einer Chronifizierung besteht insbesondere bei suizidalen und selbstdestruktiven Symptomen, anhaltenden Belastungen (chronische Stressoren), komorbiden psychischen Störungen und geringer sozialer Unterstützung.

1.5 Differenzialdiagnose

Anpassungsstörungen mit ihren vielfältigen und wenig spezifischen Symptomen sind nur schwer von anderen psychischen Störungen, insbesondere von den affektiven Störungen, zu unterscheiden. Aber auch die Abgrenzung zu Formen normaler bzw. gelungener (adaptiver) Belastungsverarbeitung ist schwierig. Kriterien für Störungswertigkeit sind das Vorliegen und die Ausprägung eines oder mehrerer Stressoren, die zeitliche Abfolge, die Art und Schwere der Symptomatik sowie deren Dauer. Dabei stellen die Anpassungsstörungen eine nachrangige diagnostische Kategorie dar: Die Diagnose einer Anpassungsstörung soll nur vergeben werden, wenn die vorliegende Symptomatik die Kriterien einer spezifischen psychischen Störung nicht erfüllt. Das Vorliegen eines identifizierbaren Stressors stellt somit zwar ein notwendiges, aber kein hinreichendes Kriterium für eine Anpassungsstörung dar.

Nachrangige diagnostische Kategorie

Es ist möglich, eine Anpassungsstörung z. B. zusätzlich zu einer Zwangsstörung oder Schizophrenie zu diagnostizieren, wenn nach einem identifizierbaren Stressor Symptome auftreten, die durch diese Diagnosen nicht erklärt werden können. Auch beim Vorliegen prämorbider Persönlichkeitsstörungen ist nach der Einwirkung eines Stressors zu unterscheiden, ob die auftretende Symptomatik lediglich eine Verschlimmerung der Symptomatik der Persönlichkeitsstörung darstellt (in diesem Fall ist keine Anpassungsstörung zu diagnostizieren), oder nicht durch die Persönlichkeitsstörung erklärt werden kann. In letzterem Fall wäre die zusätzliche Diagnose einer Anpassungsstörung möglich.

Anpassungsstörung als Zusatzdiagnose

Normale Belastungsverarbeitung und einfache Trauer: Bei der Abgrenzung von Anpassungsstörungen von Formen normaler Belastungsverarbeitung (z. B. der normalen Trauerreaktion) ist die große interindividuelle Variabilität möglicher Reaktionen auf Stressoren zu beachten. Zur Diagnosestellung ist mehr als eine Beschreibung der Symptome erforderlich. Es muss die Entscheidung getroffen werden, ob die vorliegende Reaktion einer Person auf einen oder mehrere Stressoren über das „erwartbare Maß" hinausgeht. Die Beschwerden sollten Ausdruck eines deutlichen Leidens sein,

Einfache versus pathologische Trauerreaktion

das über das hinausreicht, was man bei einem entsprechenden Lebensereignis bei Personen in einer vergleichbaren Gruppe erwarten würde. Damit wird deutlich, dass der Bewertung durch den Therapeuten, seiner Perspektive und seiner Erfahrung entscheidende Bedeutung zugemessen wird. Bei der einfachen Trauerreaktion handelt es sich um keine Diagnose, sondern die Bezeichnung für eine normale, nicht pathologische Reaktion auf den Verlust eines nahe stehenden Menschen. Die einfache Trauerreaktion wird als ein dynamischer Prozess beschrieben, der in verschiedenen sich überlappenden Phasen abläuft (Lichtenthal, Cruess & Prigerson, 2004).

Pathologische Trauer als Anpassungsstörung

Komplizierte und Pathologische Trauer: Hierbei handelt es sich um eine nach ICD-10 oder DSM-IV derzeit nicht klassifizierbare diagnostische Kategorie. Pathologische Trauerreaktionen können als Anpassungsstörung (oder je nach Symptomatik als andere spezifische Störung) diagnostiziert werden. Für eine Pathologische Trauer sprechen Symptome der Panik, Dissoziation, Aggressivität sowie Vermeidungsverhalten und überstarker Drogen- und Alkoholmissbrauch. Auch Intrusionen, die Überflutung mit negativen Gefühlen und Albträume können auftreten. Schlafstörungen, Schmerzen, Angstreaktionen und Arbeitsstörungen können ebenfalls Anzeichen für eine Pathologische Trauer sein (Znoj, 2004).

Abgrenzung zu akuter Belastungsreaktion

Akute Belastungsreaktion und Akute Belastungsstörung: Die Abgrenzung der Anpassungsstörung von der Akuten Belastungsreaktion (ICD) bzw. Akuten Belastungsstörung (DSM) erfolgt primär über die Dauer der Symptome, aber auch über deren Ausprägung und die Art des Stressors: Während bei Akuten Belastungsstörungen ein ungewöhnlich belastender Stressor zeitlich vorausgeht, treffen bei einer Anpassungsstörung i. d. R. ein weniger intensiver Stressor und die individuelle Vulnerabilität für diesen Stressor aufeinander (siehe Kapitel 5). Darüber hinaus zeichnen sich Akute Belastungsstörungen durch charakteristische und gewöhnlich wechselnde Symptome (darunter Betäubung, eingeschränkte Aufmerksamkeit, Desorientiertheit, Unruhe und vegetative Zeichen panischer Angst) aus, wie sie für Anpassungsstörungen nicht typisch sind. Die Symptome der Akuten Belastungsreaktion treten innerhalb weniger Minuten nach dem Stressor auf, sie sind rasch rückläufig und definitionsgemäß nach drei Tagen nur noch minimal vorhanden (Dilling et al., 2008).

Abgrenzung zu PTBS

Posttraumatische Belastungsstörung: Das Vorliegen eines traumatischen Stressors gilt als unabdingbares Diagnosekriterium: Menschlich verursachte Stressoren wie z. B. sexuelle Gewalt, Geiselhaft, Kriegserlebnisse und plötzlich bzw. zufällig auftretende Ereignisse wie z. B. Naturkatastrophen, Verkehrsunfälle sind typische Beispiele für solche Stressoren. Eine Trennung zwischen katastrophalen oder außergewöhnlichen Stressoren und kritischen Lebensereignissen ist nur schwer möglich (siehe Kapitel 2.2). Bei der Anpassungsstörung werden mit „entscheidenden Lebensveränderungen, belastenden Lebensereignissen oder schwerer körperlicher Krankheit“ Stressoren genannt, die im Lebenszyklus eines Menschen nicht unüblich sind. Im Gegensatz dazu müssen einer Posttraumatischen Belastungsstörung (PTBS) „traumatisierende Ereignisse von außergewöhnlicher Schwere“ vorausgehen. Allerdings ist diese Unterscheidung in der Praxis oft nicht durchzuhalten: Die Diagnose einer lebensbedrohlichen Erkrankung erfüllt durchaus die Kriterien eines traumatischen Stressors (gemeinsame Schnittmenge). Damit ist in diesem Fall – je nach Symptomatik – sowohl die Diagnose einer Anpassungsstörung als auch einer PTBS möglich. D. h. bei traumatischen Stressoren und einer Symptomatik, die den Kriterien einer Anpassungsstörung entspricht, wird die Diagnose einer Anpassungsstörung vergeben. Die Trias Wiedererleben des traumatischen Erlebnisses (wiederkehrende Bilder, Gedanken, Träume, Flashback-Episoden, etc.), Vermeidung von Reizen, die an das Trauma erinnern sowie erhöhte Aktivierung (z. B. Schlafstörungen, Reizbarkeit, Konzentrationsschwierigkeiten, Schreckreaktionen) ist diagnoseleitend für die PTBS.

Unterscheidung zwischen belastenden und traumatischen Stressoren schwierig

Tabelle 1: Differenzialdiagnostische Aspekte

Differenzialdiagnose	**Überlappende Merkmale**	**Differenzierende Merkmale**
Depressive Störungen	– Stressor – Depressive Symptome – Vegetative Symptome	– Ausprägung der Symptome – Dauer der Symptomatik
Generalisierte Angststörung	– Stressor – Angstsymptome	– Anhaltende Ängste und Sorgen, die sich nicht auf ein Objekt oder Ereignis beziehen
Andere Angststörungen (F41.2 und F41.3)	– Stressor – Angstsymptome	– Schwere der Symptome
Somatoforme Störungen und Chronische Erschöpfung	– Depressive Symptome – Angstsymptome – Vegetative Symptome	– Multiple körperliche Symptome – Dauer der Symptomatik

Abgrenzung zu depressiven Störungen

Depressive Störungen: Die Abgrenzung *depressiver Episoden* (F32.0) von Anpassungsstörungen kann über den Ausprägungsgrad der Symptomatik sowie (teilweise) über die Dauer der Symptomatik erfolgen. Anpassungsstörungen sind explizit durch die bezogen auf die Depression subsyndromale Ausprägung der Beschwerden gekennzeichnet, d. h. die vorliegende Symptomatik erfüllt nur unzureichend die Kriterien einer Depression. Genügt die Symptomatik den Diagnosekriterien für eine depressive Episode, dann ist in jedem Fall diese und nicht eine Anpassungsstörung zu diagnostizieren. Ein eindeutig identifizierbarer Stressor, der der Störung vorausgeht, ist für sich betrachtet kein Hinweis für eine Anpassungsstörung. Auch bei depressiven Episoden ist häufig ein zeitlicher Zusammenhang mit belastenden Ereignissen oder Situationen festzustellen.

Abgrenzung zu Dysthymia

Bei der *Dysthymia* (F34.1) handelt es sich um eine chronische Störung mit einer Mindestdauer der Symptomatik von zwei Jahren. Ein vorausgehender Stressor ist möglich, aber zur Diagnosestellung nicht erforderlich. Es findet sich ein Wechsel von subdepressiven, depressiven Phasen und Phasen von Normalität. Die Abgrenzung der Dysthymia von den Anpassungsstörungen gelingt am leichtesten über die Dauer der Symptomatik, die bei den Anpassungsstörungen (bei der „kurzen depressiven Reaktion“) auf sechs Monate begrenzt ist; lediglich bei der „längeren depressiven Reaktion“ ist eine Dauer der Symptomatik von zwei Jahren möglich. Zur Diagnosestellung einer Dysthymia muss die Symptomatik über einen Zeitraum von mindestens zwei Jahren bestehen. Abgrenzungsschwierigkeiten können demnach aufgrund der Ähnlichkeit der Symptomatik und der Möglichkeit vorangehender Stressoren bei beiden Diagnosen nur bei der „längeren depressiven Reaktion“ auftreten, wobei bei Erfüllung der Diagnosekriterien für beide Störungen eine Dysthymia diagnostiziert werden sollte. Eine Anpassungsstörung in Form einer längeren depressiven Reaktion kann bei Erfüllung der jeweiligen Diagnosekriterien, in eine depressive Episode oder eine Dysthymia übergehen, wenn bei Fortbestand oder Verschlechterung der Symptomatik die für Anpassungsstörungen gültige Höchstdauer von zwei Jahren überschritten ist.

Abgrenzung zur Generalisierten Angststörung

Generalisierte Angststörung: Die Symptome der Anpassungsstörung können typische Merkmale einer Generalisierten Angststörung (GAS) darstellen, erfüllen jedoch nicht die Kriterien für eine spezifische Diagnose. Die generalisierte Angststörung ist gekennzeichnet durch anhaltende und starke Sorgen und Ängste, die sich nicht auf eine spezifische Situation, ein Objekt oder ein Ereignis beziehen. Liegt eine körperliche Erkrankung vor, dürfen sich definitionsgemäß die Sorgen und Ängste nicht ausschließlich auf diese Erkrankung richten. Die generalisierte Angststörung kann insbesondere bei Personen im mittleren Lebensalter durch ein belastendes Lebensereignis ausgelöst werden (Becker & Hoyer, 2005).

Abgrenzung zu anderen Angststörungen

Andere Angststörungen: Schwieriger ist die Abgrenzung zu den anderen Angststörungen nach ICD (F41.2 und F41.3). Eine Differenzierung zwischen den ICD-10-Kategorien F43.22 (Anpassungsstörung mit Angst und depressiver Reaktion gemischt) und F41.2 (andere Angststörungen – Angst und Depression gemischt) sowie F41.3 (Angststörung – andere gemischte Angststörungen) ist kaum möglich. Ein belastendes Lebensereignis kann eine Angststörung auslösen und spricht nicht gegen die Verwendung einer spezifischen Diagnose.

Somatoforme Störungen: Bei der Somatisierungsstörung (F45.0) dominieren die körperlichen Symptome und nicht depressive oder Angstsymptome. Es handelt sich dabei um multiple und wechselnde Symptome, die sich auf jedes Körperteil oder jedes Körpersystem beziehen können und die seit mindestens zwei Jahren bestehen (Rief, 2005). Allerdings ist die Komorbidität bei der Somatisierungsstörung mit anderen psychischen Störungen wie Depression, Angststörungen und Persönlichkeitsstörungen mit ca. zwei Dritteln sehr hoch (früher somatisierte Depression). Belastende Lebensereignisse mit direktem zeitlichen Bezug zum Störungsbeginn können auch bei den Somatoformen Störungen vorliegen, sie sprechen nicht gegen eine Diagnose. Es ist sinnvoll, dass bei entsprechender Symptomatik Anpassungsstörung und Somatoforme Störung gemeinsam diagnostiziert werden.

Abgrenzung zu Somatoformen Störungen

Seit einigen Jahren wird Müdigkeit und Erschöpfung bei Patienten mit chronischen Erkrankungen und insbesondere bei Tumorerkrankungen als *Chronic Fatique Syndrom* (CFS) bezeichnet. Wie bei der pathologischen Trauer handelt es sich auch hier nicht um eine nach ICD-10 oder DSM-IV klassifizierbare Diagnose. Die Patienten berichten von einer seit längerem bestehenden, stark beeinträchtigenden Erschöpfung, die seit mehr als sechs Monaten andauert. Daneben leiden die Patienten unter unterschiedlichen Symptomen wie Schmerzen in verschiedenen Muskelpartien, Konzentrations- und Gedächtnisproblemen, Symptome im Magen-Darm-Trakt, Kopfschmerzen und Schwindel. Depressive Symptome finden sich bei ca. jedem fünften Patienten. Die Erschöpfung ist medizinisch-organisch nicht eindeutig erklärbar, und auch durch Schonung oder Bettruhe nicht zu beheben (siehe Gaab & Ehlert, 2005). Die vegetativen Symptome der CFS sind nicht von denen bei einer Anpassungsstörung oder einer depressiven Störung abzugrenzen. Auch wenn die Patienten den Beginn ihrer Beschwerden häufig gut benennen können, sind beim CFS selten belastende Lebensereignisse direkt mit dem Beginn der Symptomatik verknüpft. Die Symptome auf der kognitiven Ebene wie Selbstzweifel, Wertlosigkeit, Schuldgefühle und Suizidgedanken sind dagegen nicht typisch für die chronische Erschöpfung. Bei 50 bis 80 % der CFS-Patienten lassen sich Angststörungen, affektive Störungen und Somatisierungsstörung diagnostizieren. Studien, die die Komorbidität von Anpassungsstörungen und CFS untersuchen, liegen zwar nicht vor, es ist jedoch von vergleichbaren Anteilen auszugehen. Daher können Patienten mit den Symptomen einer CFS unter der Diagnose einer Anpassungsstörung klassifiziert werden.

Chronic Fatique Syndrom

Klassifikation des CFS unter der Diagnose Anpassungsstörung

Fallbeispiel Frau D.

Eine 48-jährige allein erziehende Mutter einer 15-jährigen Tochter ist seit zehn Jahren geschieden und seit drei Jahren arbeitslos. Sie berichtet, dass sie früher zehn Stunden am Tag in einer Textilfabrik gearbeitet, abends noch den Haushalt erledigt und ihrer Tochter bei den Hausaufgaben geholfen habe. Sie habe auch Schwierigkeiten immer gut weggesteckt. Schließlich sei sie immer häufiger müde und völlig erschöpft gewesen, bis sie es nicht mehr geschafft habe, zur Arbeit zu gehen und vor drei Jahren gekündigt habe. Erst habe keiner verstanden, was los sei, bis ihr Hausarzt dann ein „chronisches Müdigkeitssyndrom" nach einer Ammoniakvergiftung festgestellt habe. Die Folgen spüre sie noch heute. Sie sei permanent müde und schon nach kleinen Anstrengungen erschöpft. Einer normalen Arbeit könne sie nicht mehr nachgehen. Den Haushalt habe sie sich so eingeteilt, dass er ihr nicht zuviel werde.

Vor vier Monaten habe ihre 15-jährige Tochter einen schweren Unfall gehabt, bei dem sie ein Schädel-Hirn-Trauma erlitten habe. Seit diesem Ereignis mache sie sich ständig Sorgen um sie. Sie habe furchtbare Angst, dass sie nie wieder ganz gesund werde. Ihre Tochter gehe wegen der Unfallfolgen momentan nur stundenweise zur Schule. Jetzt, wo sie selbst viel zu Hause sei, passe sie immer auf die Tochter auf und schaffe es nicht mehr, sich auszuruhen oder etwas für sich zu tun. Sie sei ständig angespannt und völlig erschöpft. Obwohl sie so müde sei, schlafe sie nur noch ganz schlecht. Sie sei sehr leicht reizbar und gehe gleich an die Decke. Oft streite sie mit ihrer Tochter, weil sie nicht auf ihre Gesundheit achte. Hinterher mache sie sich Vorwürfe und sei ganz deprimiert. Sie habe auch nicht mehr die Nerven, sich mit Freunden oder Nachbarn zu unterhalten. Da sie immer nach der Tochter fragten, gehe sie ihnen aus dem Weg. Sie habe sich seither ziemlich zurückgezogen. Die anderen verstünden sie ja sowieso nicht. Hilfe oder Unterstützung bekomme sie keine, sie fühle sich völlig allein gelassen.

Medizinische Diagnose:
- Zustand nach Ammoniakvergiftung

Psychische Diagnose:
- F43.22 Anpassungsstörung, Angst und depressive Reaktion gemischt

Psychische Diagnose – Differenzialdiagnostische Überlegungen:
- *F43.22 Anpassungsstörung, Angst und depressive Reaktion gemischt:* Für diese Diagnose spricht, dass sowohl Angst als auch depressive Symptome vorhanden sind, die jedoch nicht stärker ausgeprägt sind als bei „Angst und depressive Störung, gemischt" oder „Sonstige gemischte Angststörung". Die gegenwärtige Symptomatik steht in einem zeitlichen Zusammenhang mit einem Stressor, nämlich dem Unfall und den Unfallfolgen der Tochter. Die frühere depressive Symptomatik wird bei der Vergabe der Diagnose einer Anpassungsstörung nicht explizit berücksichtigt. Gegen diese Diagnose spräche, wenn sich bei einer weiterführenden Exploration genügend Hinweise auf eine depressive Episode oder eine Dysthymia (s. u.) ergäben.
- *F32.0 Leichte depressive Episode:* Für diese Diagnose spricht die erhöhte Ermüdbarkeit als eines von zwei geforderten Hauptsymptomen,

sowie die Schlafstörungen und die Schuldgefühle als Zusatzsymptome. Gegen diese Diagnose spricht, dass ein weiteres Hauptsymptom, depressive Stimmung oder Interessen- oder Freudverlust, nicht eindeutig geäußert werden. Hierzu müsste nachexploriert werden, was Frau D. genau mit „... und bin ganz deprimiert ..." meint, oder/und ob sich hinter „... ich habe mich seither ziemlich zurückgezogen ..." auch Interessensverlust verbirgt. Auch würden die ängstlichen Symptome, die von der Frau geschildert werden, dieser Diagnose zwar nicht widersprechen, aber in ihr wenig explizite Berücksichtigung finden. Wertet man das frühere Befinden von Frau D. (vor und nach der Kündigung) ebenfalls als depressiv und die Zwischenzeit als eine symptomfreie Zeit, so könnte auch eine rezidivierende depressive Störung, ggw. leichte depressive Episode (F33.0) in Betracht gezogen werden.

- *F34.1 Dysthymia:* Für diese Diagnose spricht die lange Dauer der Symptomatik, und dass es Phasen mit besserem und solche mit schlechterem Befinden gibt. Geht man davon aus, dass auch bei Nachfragen keine weiteren depressiven Symptome hinzukommen, und wertet man die vorhandenen als nicht schwerwiegend genug, könnte diese Diagnose in Betracht gezogen werden. Gegen diese Diagnose spricht, dass die ängstliche Symptomatik keine Berücksichtigung findet, aber für sich genommen nicht ausgeprägt genug ist, um in einer zusätzlichen, eigenen Diagnose erfasst werden zu können.
- *F32.8 Sonstige depressive Episoden:* Diese Diagnose stellt eine Restkategorie dar und soll nur vergeben werden, wenn keine spezifische Diagnose vergeben werden kann. Es liegen genügend spezifische Symptome vor, was gegen diese Diagnose spricht.
- *F32.9 Nicht näher bezeichnete depressive Episode:* Diese Diagnose stellt eine Restkategorie dar und soll nur vergeben werden, wenn keine spezifische Diagnose vergeben werden kann. Es liegen genügend spezifische Symptome vor, was gegen diese Diagnose spricht.
- *F41.2 Angst und depressive Störung gemischt:* Für diese Diagnose spricht das gleichzeitige Vorliegen ängstlicher und depressiver Symptome, die für sich genommen nicht ausgeprägt genug sind, um den Kriterien einer depressiven Episode und/oder Angststörung zu genügen. Gegen diese Diagnose spricht, dass die geforderten vegetativen Symptome nicht genannt werden.

Fazit: Je nach inhaltlicher Bewertung und Gewichtung der im Fallbeispiel beschriebenen Beschwerden kommen unterschiedliche Diagnosen zur Klassifikation der Symptomatik in Betracht. Die jeweilige Behandlung der depressiven Symptome wird sich, unabhängig von der genauen Diagnosestellung, kaum gravierend unterscheiden.

Exkurs: Posttraumatische Verbitterungsstörung

Verbitterungsstörung

Seit einigen Jahren wird von der Arbeitsgruppe um Linden eine spezifische Untergruppe von Anpassungsstörungen vorgeschlagen, die sie als „Posttraumatische Verbitterungsstörung" bezeichnen (Linden, Schippan, Baumann & Spielberg, 2004). Sie ist weder in der ICD-10 noch im DSM-IV als Diagnose vorgesehen. Mit dieser spezifischen Form der Anpassungsstörung soll eine der Posttraumatischen Belastungsstörung ähnliche Symptomatik klassifiziert werden. Bei dem vorausgehenden Ereignis handelt es sich jedoch nicht um ein im eigentlichen Sinne traumatisches, sondern ein übliches oder häufiges Ereignis: Charakteristische Auslöser dieser Störung sind Kränkungserlebnisse wie z. B. tief greifende Konflikte am Arbeitsplatz („Mobbing"), Arbeitslosigkeit, Scheidung oder andere Trennungs- und Verlusterlebnisse, die zentrale kognitive Schemata und Grundannahmen der betroffenen Person verletzen. Entsprechend ihres Leitaffektes wird diese vorgeschlagene Subkategorie einer Anpassungsstörung als Posttraumatische Verbitterungsstörung bezeichnet: Die Betroffenen haben ein einschneidendes persönliches Ereignis erlebt bzw. eine einschneidende persönliche Erfahrung gemacht, die sie äußerst gekränkt und verbittert hat. Das kritische Lebensereignis wird als ungerecht erlebt.

Neue Untergruppe kontrovers diskutiert

Kritisch ist nach unserer Meinung die Bezeichnung „posttraumatisch", da es sich bei den Auslösern um häufige Lebensereignisse und eben nicht traumatische Ereignisse handelt. Ob die beschriebene Symptomatik eine eigenständige Subkategorie rechtfertigt und inwieweit diese von klinischem Nutzen ist, kann kontrovers diskutiert werden. Positiv anzumerken ist, dass durch eine solche eigenständige Kategorie die Gefahr einer Chronifizierung der betroffenen Patientengruppe betont wird, die nicht nur mit negativen Folgen für die Patienten einhergeht, sondern eine große sozialmedizinische Bedeutung hat.

Merke:

- Die differenzialdiagnostische Abgrenzung zu anderen psychischen Störungen erfolgt über das Vorliegen und die Ausprägung eines oder mehrerer Stressoren, die zeitliche Abfolge, die Art und Schwere der Symptomatik sowie deren Dauer.
- Bei der Differenzialdiagnostik besonders zu beachten sind depressive Störungen, Angststörungen, akute Belastungsreaktionen und -störungen, posttraumatische Belastungsstörungen sowie somatoforme Störungen.
- Die Abgrenzung zu einer nicht pathologischen Trauerreaktion erfolgt über die Einschätzung, ob die vorliegende Reaktion über das „erwartbare Maß" hinausgeht.

1.6 Komorbidität

Die Anpassungsstörungen werden wie erwähnt häufig nicht als ein abgrenzbares, eigenes Störungsbild gewertet, sondern nur dann diagnostiziert, wenn die Symptome für eine spezifische Störung nicht ausreichen. Kritische Lebensereignisse sind nicht nur für Anpassungsstörungen typisch, sondern bei vielen psychischen Störungen in der unmittelbaren Vorgeschichte zu finden. Die Anpassungsstörung kann zusätzlich zu anderen psychischen Störungen diagnostiziert werden. Dies unterbleibt jedoch häufig, da die Symptome mit der spezifischen Diagnose bereits klassifiziert sind und angenommen wird, dass die Diagnose einer Anpassungsstörung keinen diagnostischen oder therapeutischen Mehrwert erbringt. Daher liegen auch keine validen empirischen Daten zur Komorbidität mit anderen psychischen Störungen vor. Wie bei den anderen Belastungsstörungen besteht jedoch eine große Nähe und Überschneidung mit depressiven Erkrankungen, Angststörungen, somatoformen Störungen, aber auch Persönlichkeitsstörungen und Abhängigkeitserkrankungen.

Große Überschneidung mit anderen Diagnosen

Von großer klinischer Bedeutung ist die somatopsychische Komorbidität, das gemeinsame Auftreten von psychischen und somatischen Erkrankungen. Im Vergleich zu gesunden Personen und der Allgemeinbevölkerung weisen Patienten mit einer chronischen körperlichen Erkrankung ein etwa 1,5- bis 2,0-fach erhöhtes Risiko für eine psychische Störung auf (Baumeister, Hoefler, Jacobi, Wittchen, Bengel & Härter, 2004). Bei Patienten mit Tumorerkrankungen, Herz-Kreislauf-Erkrankungen und chronischen Schmerzen finden sich bis zu 30 % affektive Störungen und Angststörungen, aber auch somatoforme Störungen und Substanzmissbrauch. Je nach untersuchter Patientengruppe und eingesetztem Diagnoseinstrument werden auch deutlich höhere Anteile berichtet (Härter, Baumeister & Bengel, 2007a). Bei vielen Patienten trifft die Diagnose einer Anpassungsstörung zu, auch wenn die meisten Studien die Anpassungsstörungen nicht gesondert erfasst haben. Das Risiko, nach einem Myokardinfarkt frühzeitig zu sterben, ist bei Patienten mit einer unterschwelligen Depression über das 1,5-fache erhöht (Barth, Schumacher & Herrmann-Lingen, 2004). Der Beginn oder die Diagnose einer schweren körperlichen Erkrankung bildet somit nicht nur biografisch, sondern auch medizinisch ein wichtiges kritisches Lebensereignis.

Klinische Bedeutung somatopsychischer Komorbidität

Merke:

- Die schwierige Abgrenzung von Anpassungsstörungen und spezifischen psychischen Störungen lassen kaum valide Aussagen zur Komorbidität zu. Es bestehen fließende Übergänge zu depressiven Erkrankungen, Angststörungen und somatoformen Störungen.

- Anpassungsstörungen finden sich häufig bei Patienten mit chronischen körperlichen Erkrankungen (sog. somatopsychische Komorbidität). Die Anpassungsstörungen bilden dabei einen Risikofaktor für eine erhöhte Morbidität und Mortalität dieser körperlichen Erkrankungen.

2 Störungstheorien und -modelle

Kein linearer Zusammenhang zwischen Stressor und Symptomatik

Anpassungsstörungen stellen, wie die Gruppe der Belastungsstörungen insgesamt, besondere Formen von Anpassungsreaktionen an belastende Ereignisse dar. Anpassungsstörungen sind definitionsgemäß mit einem Stressor, d. h. mit einem besonderen oder kritischen Ereignis, verbunden. Es wird angenommen, dass der Stressor die Anpassungsstörung auslöst. Dabei besteht jedoch in der Regel kein linearer Zusammenhang zwischen dem Stressor (und seiner Intensität sowie seiner Einwirkungsdauer) und der Symptomatik. Ob ein Stressor eine länger andauernde Belastungs- oder Anpassungsreaktion mit Störungswert zur Folge hat, hängt von den Eigenschaften des Stressors, dem Geschehen während der Einwirkung des Stressors, den Umgebungsbedingungen, den individuellen Bedingungen und Voraussetzungen sowie dem Bewältigungsprozess der betroffenen Person ab.

Wann ist eine Belastungsreaktion störungswertig?

Die Abgrenzung von normaler und dysfunktionaler (störungswertiger) Belastungsverarbeitung ist häufig nur schwer möglich; die verschiedenen Arten der Belastungsverarbeitung und ihr zeitliches Verlaufsmuster bilden ein Kontinuum. Ob eine Reaktion auf ein belastendes Ereignis als störungswertig klassifiziert wird, hängt bei den Anpassungsstörungen in besonderem Maße von den allgemeinen Kriterien für eine psychische Störung ab. Darunter fallen Aspekte wie Leidensdruck, Einschränkungen im sozialen, privaten und beruflichen Bereich, die Dauer der Beschwerden sowie das Maß, in dem die Person sich selbst oder andere Personen durch ihr Erleben und Verhalten gefährdet. Die Folgen eines belastenden Ereignisses können auch in (länger anhaltenden) Symptomen und Problemen bestehen, die nicht den Kriterien einer psychischen Störung entsprechen („unterschwellige" psychische Störung): Probleme im sozialen Bereich, in der Partnerschaft, vermehrter Konsum von Suchtmitteln. Neben den Anpassungs- und Belastungsstörungen können auch andere psychische Störungen auf ein kritisches oder traumatisches Ereignis folgen (z. B. affektive Störungen, Angststörungen). Bei vielen psychischen Störungen spielen belastende Lebensereignisse eine Rolle in der Ätiologie und Pathogenese.

Im nachfolgend dargestellten Modell zur Beschreibung der Belastungsverarbeitung wird die Entstehung von Anpassungsstörungen durch ein Überwiegen von ungünstigen Faktoren (Risikofaktoren) gegenüber Schutzfaktoren und Ressourcen der Person erklärt.

2.1 Erklärungsmodell für Anpassungsstörungen

Interaktion zwischen Merkmalen des Stressors und Ressourcen der Person

Die aktuellen Konzepte der Belastungs- und Bedrohungsverarbeitung basieren überwiegend auf dem transaktionalen Stressmodell. Dieses Modell in der Tradition von Lazarus geht von der Interaktion zwischen den Anforderungen und Merkmalen eines Stressors einerseits und der Person mit ihren Ressourcen andererseits aus. Es betrachtet den Bewältigungsprozess als dynamisches Geschehen, das in fortlaufender und wechselseitiger Interaktion (= Transaktion) zwischen der Person und ihrer Umwelt abläuft. Im Zentrum steht dabei die individuelle Bewertung des Stressors und der Bewältigungsmöglichkeiten: Die Wahrnehmung eines Stressors stimuliert einen Bewertungsprozess, dem emotionale (z. B. Angst, Trauer, Ärger) und physiologische Reaktionen (z. B. Blutdrucksteigerung, hormonelle Veränderungen) folgen, welche einen Bewältigungsprozess (Coping) auslösen. Die Reaktionen und der gesamte Bewältigungsprozess beeinflussen wiederum die Wahrnehmung des Stressors, so dass der Prozess immer wieder erneut angestoßen wird. Bedeutsame moderierende Einflussfaktoren sind Persönlichkeitsfaktoren und die Lerngeschichte sowie das soziale Netzwerk bzw. die soziale Unterstützung. Sie beeinflussen den Bewertungsprozess, die emotionalen und physiologischen Reaktionen sowie das Copingverhalten und stehen selbst auch miteinander in Interaktion (vgl. Abb. 2).

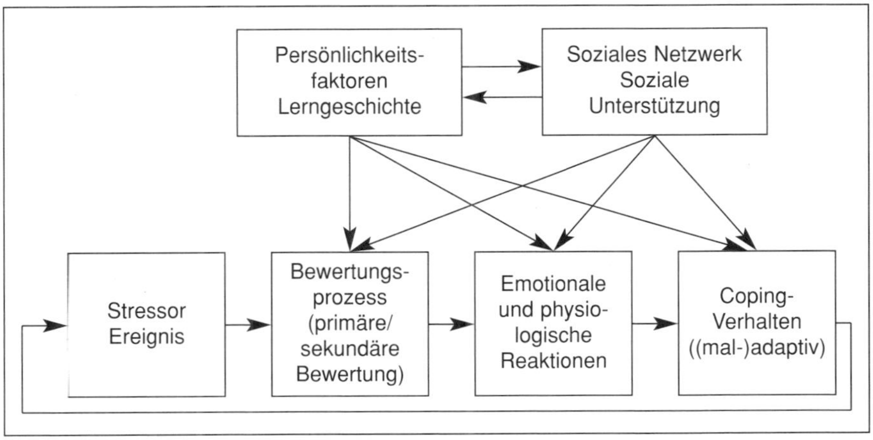

Abbildung 2: Stressverarbeitung und moderierende Einflussfaktoren (modifiziert nach Perrez, Laireiter & Baumann, 2005)

Bedeutung kognitiver Bewertungsprozesse

Das transaktionale Stressmodell schreibt dem kognitiven Bewertungsprozess eine zentrale Bedeutung zu (vgl. Abb. 3): Nimmt eine Person eine Veränderung der äußeren (oder auch inneren) Situation wahr (in der Abbildung mit „Stressor" und „Ereignis" bezeichnet), so werden zwei Bewertungsprozesse aktiv.

Bewertung der Konsequenzen eines Stressors

Bei der *primären Bewertung* geht es um die Frage, ob der Stressor und seine Konsequenzen Veränderungen der subjektiven Gesundheit und des Wohlbefindens auslösen, und ob eine Regulation zur Erhaltung bzw. Wiederherstellung des Wohlbefindens notwendig ist. Keine Anpassungsleistung ist erforderlich, wenn das Ereignis als neutral, irrelevant oder angenehm bewertet wird. Adaptationsbedarf besteht, wenn das Ereignis für die Person eine Schädigung bzw. einen Verlust (z. B. Verlust einer Bezugsperson, Erschütterung des Selbstwertgefühls), eine Bedrohung (antizipierte Schädigung oder Verlust) oder eine Herausforderung (z. B. neue berufliche Aufgabe) bedeutet (siehe weiter unten).

Stress entsteht bei subjektiv fehlenden Bewältigungsmöglichkeiten

Bei der *sekundären Bewertung* geht es um die Unterstützungen und Ressourcen, die die Person als zur Verfügung stehend wahrnimmt, um die Anpassungsleistungen erbringen zu können. Nimmt die Person eine ausgewogene Relation zwischen Ressourcen und Adaptationsanforderungen wahr, so werden keine stressbezogenen emotionalen, physiologischen Reaktionen oder Handlungen auftreten. Durch die Bewertung des Stressors als Schädigung, Bedrohung oder Verlust sowie durch die Bewertung der zur Verfügung stehenden Ressourcen oder Bewältigungsmöglichkeiten als unzureichend, setzt Stresserleben in Form von emotionalen und physiologischen Reaktionen ein, welche wiederum ein (adaptives oder maladaptives) Copingverhalten auslösen. Stresserleben, physiologische und emotionale Reaktionen und Copingverhalten werden zusammen als Anpassungsreaktion verstanden.

Anpassungsstörung als dysfunktionale Anpassungsreaktion

Weitere Folgen von Anpassungsreaktionen

Das transaktionale Stressmodell nimmt den Stressor als Ausgangspunkt und erklärt die Anpassungsreaktion als Ergebnis eines Zusammenspiels von Stressor, Bewertungsprozessen, persönlichen Ressourcen und sozialer Unterstützung. Die Anpassungsstörungen stellen danach eine spezifische Form einer Anpassungsreaktion dar. Neben diesen störungswertigen Reaktionen können belastende Ereignisse auch weniger gravierende psychosoziale Konsequenzen nach sich ziehen oder gar zu positiven Entwicklungen wie persönlicher Reifung führen (vgl. Abb. 4). Zu den nicht krankheitswertigen Belastungsfolgen zählen beispielsweise die folgenden psychosozialen Probleme und Symptome (Bengel, Barth & Härter, 2007):

- *Dysfunktionale Kognitionen und innerpsychische Probleme:* Selbstwertprobleme, mangelnde Zukunftsperspektive, Probleme bei der Neuorientierung des Lebensentwurfs.
- *Partnerschafts- und familiäre Probleme:* Schwierigkeiten mit innerfamiliärer Grenzziehung, sexuelle Probleme, Probleme mit der Rollenidentität.

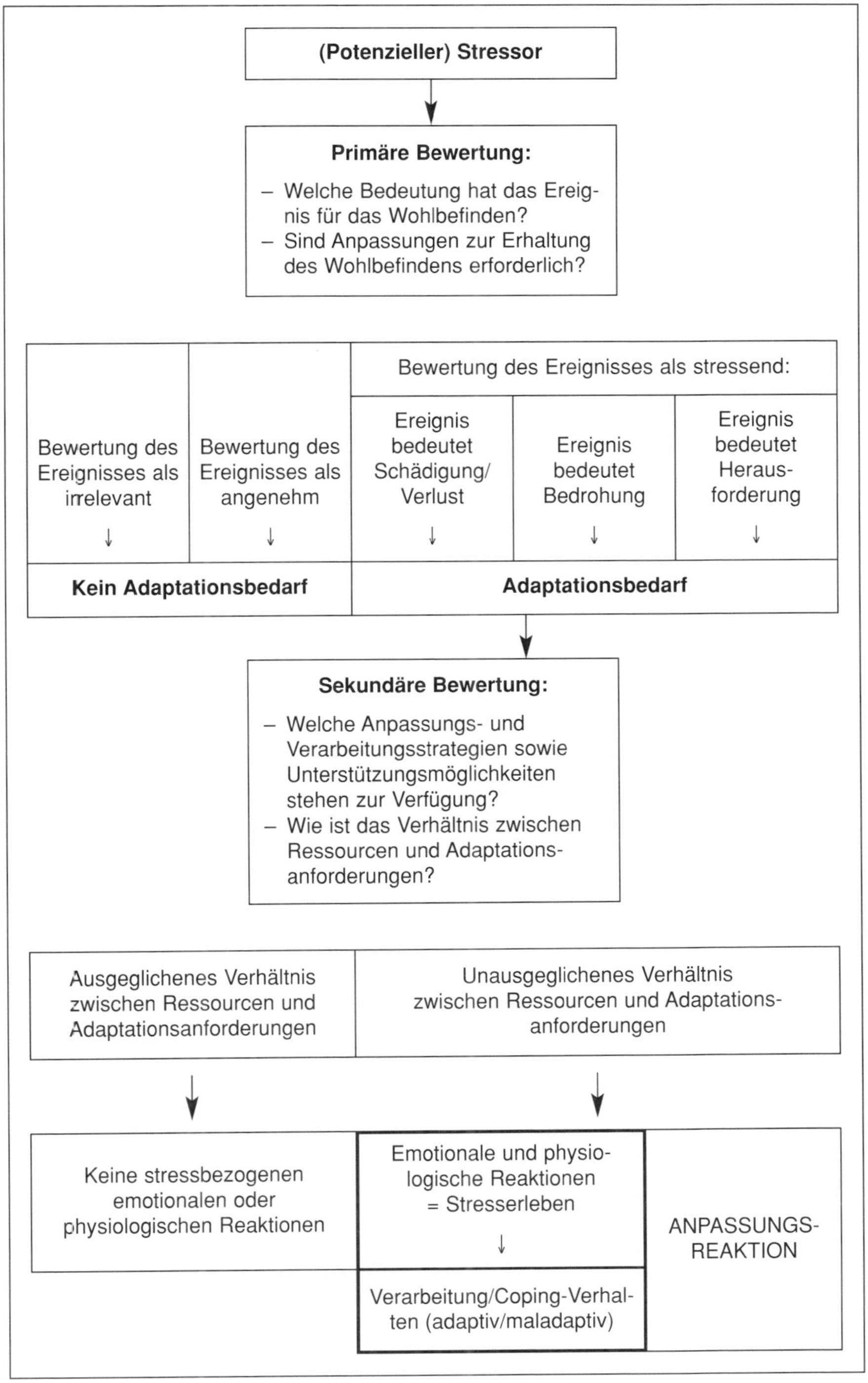

Abbildung 3: Bewertungsprozesse im transaktionalen Stressmodell

- *Probleme mit Rollenwechsel und Statusverlust:* Sozialer Rückzug, Probleme mit der beruflichen Integration.

Stressor als einer unter mehreren Einflussfaktoren

Ob ein belastendes Ereignis tatsächlich eine psychische Störung auslöst oder nicht, hängt von verschiedenen Einflussfaktoren ab, die entsprechend des Zeitpunktes ihres Einwirkens in Faktoren vor Auftreten des Stressors, Faktoren während der Einwirkung des Stressors und Faktoren nach Ende der Einwirkung des Stressors unterschieden werden können (vgl. Abb. 4). Das spezifische Zusammenspiel der vorbestehenden Risiko- und Schutzfaktoren, Ereignisfaktoren und der aufrechterhaltenden und gesundheitsfördernden Faktoren ist dafür verantwortlich, ob eine Person mit einer Anpassungsstörung (oder einer anderen Belastungsstörung) auf den Stressor reagiert oder nicht. Vorausgehende Stressoren werden damit zwar für die Diagnosestellung gefordert, sie werden jedoch nicht als ätiologisch verursachende Bedingung, sondern als einer unter vielen Einflussfaktoren betrachtet.

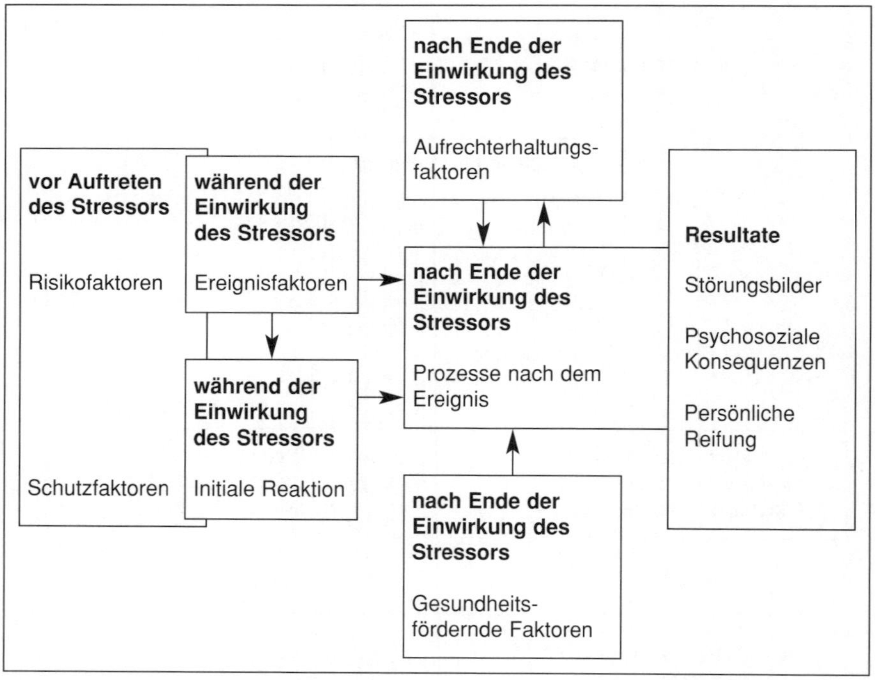

Abbildung 4: Multifaktorielles Rahmenmodell für Anpassungsstörungen (und andere Belastungsstörungen) (modifiziert nach Maercker, 2003)

Daten zu Schutz- und Risikofaktoren bei Anpassungsstörungen liegen derzeit nur wenige vor. Schutz- und Risikofaktoren für die Anpassungsstörungen können jedoch aus Modellvorstellungen abgeleitet werden, denen in aller Regel das beschriebene transaktionale Stresskonzept zugrunde liegt. Ferner können Befunde aus der Gesundheitspsychologie sowie der Klinischen Psychologie (Depression und Angststörungen) herangezogen werden. Nicht zuletzt können wir davon ausgehen, dass die Einflussfaktoren, die für die Posttraumatische Belastungsstörung identifiziert wurden, auch bei den Anpassungsstörungen Hinweise zu Schweregradabschätzung, Prognose und Behandlungsplanung geben.

Einflussfaktoren für PTBS auch für Anpassungsstörungen bedeutsam

Die nachfolgende Zusammenstellung basiert auf Reviews und Metaanalysen von Brewin, Andrews und Valentine (2000) sowie Ozer, Best, Lipsey und Weiss (2003) zu Akuten und Posttraumatischen Belastungsstörungen. Die Faktoren werden jeweils als Schutz- oder Risikofaktoren klassifiziert. Schutzfaktoren begünstigen das Überstehen eines Stressors oder eines kritischen Lebensereignisses ohne die Entwicklung einer psychischen Störung (Bengel, Meinders-Lücking & Rottmann, 2009). Risikofaktoren erhöhen entsprechend die Wahrscheinlichkeit für eine Anpassungsstörung. Auch an dieser Stelle sei noch einmal darauf hingewiesen, dass belastende Ereignisse auch zu anderen psychischen Störungen führen oder die Vulnerabilität für psychische Störungen erhöhen können. Entsprechend sind die Schutz- und Risikofaktoren auch hier von Bedeutung.

Schutz- und Risikofaktoren

Die Einflussfaktoren auf Anpassungsstörungen werden im Folgenden gegliedert nach dem Stressor selbst, dem Zeitpunkt vor sowie dem Zeitpunkt während und nach dem Auftreten des belastenden Ereignisses dargestellt.

Merke:

- Anpassungsstörungen sind definitionsgemäß mit einem besonderen oder kritischen Ereignis verbunden. In der Regel besteht kein linearer Zusammenhang zwischen dem Stressor und der Symptomatik. Ob eine Reaktion auf ein belastendes Ereignis als störungswertig klassifiziert wird, hängt von den allgemeinen Kriterien für eine psychische Störung ab.
- Das transaktionale Stressmodell geht von einer dynamischen Interaktion zwischen den Anforderungen und Merkmalen eines Stressors einerseits und der Person mit ihren Ressourcen andererseits aus. Kognitive Bewertungsprozesse sind dabei zentral: Bei der primären Bewertung geht es um die Frage, ob der Stressor und seine Konsequenzen negative Auswirkungen auf die Person haben; bei der sekundären Bewertung, ob die Person über Ressourcen zur Bewältigung verfügt.
- Erlebt die Person das Verhältnis zwischen Ressourcen und Bewältigungsanforderungen als unausgeglichen, setzt Stresserleben in Form von kognitiven, emotionalen und physiologischen Reaktionen ein, ein Bewältigungsverhalten folgt. Bedeutsame Einflussfaktoren auf den Bewertungsprozess sind Persönlichkeitsfaktoren und die Lerngeschichte sowie das soziale Netzwerk bzw. die soziale Unterstützung.
- Nach dem transaktionalen Stressmodell stellen die Anpassungsstörungen eine spezifische Form der Anpassungsreaktion dar. Weitere mögliche

Folgen der Belastungsverarbeitung sind andere psychische Störungen, psychosoziale Konsequenzen und/oder persönliche Reifung.
- Der vorausgehende Stressor ist nur einer von vielen Einflussfaktoren auf die Anpassungsreaktion. Die Einflussfaktoren können entsprechend des Zeitpunktes ihres Einwirkens unterschieden und als Risiko- oder Schutzfaktoren klassifiziert werden.

2.2 Einfluss des Stressors

Klassifikation nach Mikrostressoren und Makrostressoren

Die Stressoren (oder auch Ereignisfaktoren genannt) werden nachfolgend nach unterschiedlichen Kriterien klassifiziert und in ihrer Wertigkeit behandelt. Unter dem Oberbegriff Stressoren können eine Vielzahl verschiedener Reizbedingungen zusammengefasst werden (vgl. Tab. 2). Es werden Alltagsstressoren im Sinne von Mikrostressoren sowie zwei Arten von Makrostressoren, die kritischen Lebensereignisse und die traumatischen Ereignisse und Erfahrungen unterschieden.

Tabelle 2: Inhaltliche Klassifikation von Stressoren (modifiziert nach Bastine, 1998; Perrez et al., 2005)

Stressor	Beschreibung	Beispiele
Alltagsstressoren, belastende Alltagsereignisse (Mikrostressoren)	– Situationen und Ereignisse des täglichen Lebens, die (bei Häufung verstärkt) Missempfinden bewirken (können)	– Ärgernis mit der Haushaltsführung – Konflikt im Arbeitsleben
Kritische Lebensereignisse (Makrostressoren)	– Subjektiv belastende Lebensumstände, die räumlich und zeitlich begrenzt sind. Sie können normativ oder nicht normativ sein, erwartbar oder plötzlich, positiv oder negativ in ihrer Valenz	– Verlassen des Elternhauses (normativ, erwartet) – Plötzlicher Tod einer nahe stehenden Person (unerwartet)
Traumatische Ereignisse (Makrostressoren)	– Äußere Ereignisse außergewöhnlicher Bedrohung oder katastrophenartigen Ausmaßes – Typ-I-Trauma(tisches Ereignis): einmalig, begrenzte Dauer – Typ-II-Trauma(tische Ereignisse): wiederholte, lang andauernde Ereignisse	– Schwerer Verkehrsunfall, Erleben einer Naturkatastrophe (Typ-I) – Fortgesetzter sexueller Missbrauch (Typ-II)

Alltagsstressoren (daily hassels) sind belastende und störende Ereignisse im Alltag (Widrigkeiten), die mit Einschränkungen im Wohlbefinden und negativen Kognitionen einhergehen. Diese Stressoren können, insbesondere wenn sie wiederholt auftreten, als bedrohlich, kränkend und den Handlungsspielraum einengend erlebt werden. Sie erfordern Anpassungsleistungen, also eine kognitive und emotionale Regulation. Diese Stressoren wirken häufig dauerhaft ein (z. B. die chronische Krankheit eines Familienmitglieds, der andauernde Ärger am Arbeitsplatz). Kritische und traumatische Lebensereignisse können ihrerseits im Alltag zu dauerhaften, belastenden Stressoren führen (z. B. der schwere Verkehrsunfall des Haupternährers der Familie, der zu finanziellen Belastungen führt).

Mikrostressoren: Belastende und störende Ereignisse im Alltag

Kritische Lebensereignisse sind Unterbrechungen im Lebensstrom, die zeitlich eindeutig bestimmbar sind. Sie sind in der Regel mit Verlust, Verletzung und Bedrohung assoziiert und werden als belastend wahrgenommen. Häufig sind mit ihnen (dauerhafte) Veränderungen der Lebenssituation und der Lebensumstände verbunden. Wichtige Merkmale des Ereignisses sind die Art und die Schwere des Ereignisses, die Frage, wer betroffen ist sowie die Vorhersehbarkeit des Ereignisses (siehe Bastine, 1998). Dabei werden Anpassungen an veränderte Lebensbedingungen bzw. normative Veränderungen wie zum Beispiel bei der Geburt eines Kindes als „Übergänge“ bezeichnet. Das Konzept des normativen Lebensereignisses soll Ereignisse charakterisieren, die im Lebenszyklus eines Menschen regulär auftreten, also prinzipiell erwartbar sind. Diese können jedoch, je nach Zeitpunkt, erwartet oder unerwartet sein. Es wird davon ausgegangen, dass Lebensereignisse, die im Lebenslauf erwartet werden (z. B. Tod eines nahen Verwandten nach langer Krankheit oder Tod des Partners im hohen Lebensalter) im Vergleich zu ungewöhnlichen, seltenen und extremen Ereignissen (z. B. Opfer eines Raubüberfalls) weniger starke Belastungsreaktionen und störungswertige Folgen auslösen. Umgekehrt können jedoch auch Ereignisse, die erwartet werden, aber nicht eintreten (z. B. ungewollte Kinderlosigkeit) als belastendes Ereignis gelten.

Makrostressoren I: Unterbrechungen im Lebensstrom

Traumatische Ereignisse stehen in Zusammenhang mit Tod oder Androhung des Todes, einer schweren, (subjektiv und/oder objektiv) lebensbedrohlichen Verletzung oder Erkrankung oder schweren körperlichen bzw. psychischen Schädigungen und lösen Gefühle von Grauen, Schrecken und Hilflosigkeit aus. Die Person selbst, nahe stehende Personen, aber auch Zeugen und Einsatzkräfte bei Katastrophen und schweren Unfällen können betroffen sein. Traumatische Ereignisse sind durch eine hohe Intensität und eine außergewöhnliche Belastung gekennzeichnet, die in der Regel die Bewältigungskapazität einer Person zumindest zeitweilig überfordern.

Makrostressoren II: Traumatische Ereignisse

Die Abgrenzung von kritischen Lebensereignissen und traumatischen Ereignissen gestaltet sich teilweise schwierig. Wie bereits erwähnt, kann bspw. die Mitteilung einer Tumordiagnose die Kriterien für ein traumatisches

Abgrenzung von kritischen Lebensereignisse und Traumata

Stressorwirkung nicht durch objektive Merkmale zu bestimmen

Ereignis erfüllen, wenn die betroffene Person diese Diagnose als lebensbedrohlich empfindet. Die Stressorwirkung bzw. die Schwere des Stressors sind nicht primär über die objektiven Merkmale des Stressors bestimmbar, die subjektive Interpretation und Bewertung des Ereignisses durch die Person ist entscheidend. Im folgenden Kasten sind daher einige kritische und traumatische Lebensereignisse zusammengefasst.

Kritische und traumatische Lebensereignisse

- Deutliche Veränderung der schulischen und beruflichen Situation.
- Deutliche Veränderung der häuslichen und familiären Situation.
- (Schwere, chronische) körperliche Erkrankung.
- Schwerer Unfall, schwere Verletzung.
- Verlust einer nahe stehenden Bezugsperson.
- Sexuelle Gewalt, Vergewaltigung.
- Erleben von Naturkatastrophen.
- Erleben von technischen Katastrophen.
- Erleben von krimineller Gewalt.
- Kriegserlebnisse, Kriegsgefangenschaft, Geiselhaft, Folter.

Differenzierung nach Merkmalen von Stressoren

Jede der drei Ereigniskategorien kann auch chronischen Charakter annehmen. Die Alltagsstressoren können wie erwähnt dauerhaft einwirken. Das kritische Lebensereignis in Form einer schwerwiegenden chronischen Erkrankung (z. B. Tumorerkrankung) kann dauerhafte Anpassungsleistungen notwendig machen. Es kann zu Einschränkungen im Alltag z. B. durch die Therapie und die Schmerzen, aber auch zu immer wieder notwendigen emotionalen Auseinandersetzungen mit der Lebensbedrohung führen. Auch traumatische Ereignisse können als chronische Stressoren wirksam werden, wenn sie wiederholt oder lang andauernd auftreten. Sie werden dann als Typ-II-Trauma bezeichnet. Chronische Stressoren entwickeln nicht zu jeder Zeit dieselbe Intensität, sie führen entsprechend auch nicht zu jeder Zeit zu weit reichenden Anpassungsleistungen.

Zeitliche Verzögerung der Symptomatik

Nicht selten stellt sich die Symptomatik einer Anpassungsstörung erst nach Auftreten der Stressorfolgen ein, so dass das Zeitkriterium (Symptomatik innerhalb von einem bzw. drei Monaten), ausgehend vom ursprünglichen Stressor, nicht erfüllt ist. Die pragmatische Lösung ist dann die Bezugnahme auf die Folgen des Stressors mit der Annahme, dass es ohne den zeitlich weiter zurückliegenden ursprünglichen Stressor nicht zur Symptomatik gekommen wäre. Die bei Anpassungsstörungen durchaus übliche Verkettung von Stressor und Stressorfolgen oder deren Chronizität macht Stressoren zeitlich schwer fassbar, womit auch eine Unterscheidung zwischen Einflussfaktoren während der Einwirkung des Stressors und solchen nach Ende der Stressoreinwirkung nicht immer möglich ist.

Neben einer solchen Systematik nach der Schwere und Intensität lassen sich Stressoren auch nach ihren Merkmalen differenzieren (vgl. Kasten).

Merkmale von Stressoren
• Ausmaß, Intensität, Dauer und Kumulation. • Neuheit, Ambiguität und Verursachung. • Bewertung und Valenz. • Kontrollierbarkeit und Vorhersehbarkeit. • Zeitpunkt (u. a. Auftreten im Lebenszyklus).

Ausmaß eines Ereignisses

Ausmaß, Intensität, Dauer und Kumulation: Lebensereignisse erfordern umso mehr Anpassungsleistungen, je größer die Tragweite und die Auswirkungen der Veränderung sind. Objektive Faktoren sind als Intensität oder Schwere (z. B. Schadensausmaß, Verletzungsgrad) und über die zeitliche Dauer beschreibbar. Mehrere Stressoren können zusammen einwirken bzw. kumulieren.

Neuheit, Ambiguität und Verursachung

Neuheit, Ambiguität und Verursachung: Ist ein Stressor bzw. eine Situation für eine Person gänzlich neu, so stellt sich die Frage, wie die Person den Stressor bewertet bzw. einordnen kann. Die meisten Situationen sind jedoch nicht vollständig neu: Einzelne Facetten ähneln eventuell früher erlebten Situationen oder die Situation wird unter Zuhilfenahme des Allgemeinwissens eingeordnet. Ambiguität meint Unsicherheit bzgl. der Einschätzung einer Situation bzw. eines potenziellen Stressors. Unsicherheit kann durch fehlende Informationen bezüglich des Stressors selbst (z. B. die Dauer seines Auftretens) entstehen oder dadurch, dass sich die betreffende Person unsicher ist, was die Situation für sie bedeutet; das kann bspw. dann der Fall sein, wenn durch den Stressor verschiedene persönliche Werte, Schemata oder Ziele tangiert werden. Die angenommene bzw. tatsächliche Verursachung spielt für die Verarbeitung ebenfalls eine Rolle. Nicht oder nur gering beeinflussbare Ereignisse („Schicksalsschläge“ wie beispielsweise Naturereignisse) werden besser bewältigt als von Menschenhand verursachte Ereignisse wie beispielsweise eine Gewalttat.

Bewertung und Valenz

Entscheidend für das Erleben von Distress ist jedoch nicht allein das Ausmaß an Veränderung, sondern die Bewertung als negativ, unangenehm, bedrohlich und belastend. Erwartungsgemäß erhöht die objektive und/oder subjektive Todesbedrohung die Valenz eines Stressors.

Unkontrollierbare und unerwartete Ereignisse sind belastender

Kontrollierbarkeit und Vorhersehbarkeit: Ein zentraler Aspekt der Bewertung stellt die wahrgenommene Kontrolle und Vorhersehbarkeit dar. Die Theorie der gelernten Hilflosigkeit und Untersuchungen aus dem Bereich der Life-Event-Forschung zeigen, dass unkontrollierbare aversive Ereignisse stärker mit Gefühlen von Hilf- und Hoffnungslosigkeit sowie psychischen Beeinträchtigungen assoziiert sind als kontrollierbare. Unerwartet auftretende Ereignisse gelten als belastender als erwartete. Nicht normative Ereignisse wie z. B. Scheidung, Arbeitsplatzverlust oder schwere Erkrankung eines Kindes sind mit psychischen Symptomen korreliert, während normative Ereignisse wie z. B. Hochzeit, Geburt oder Berentung nur bei wenigen Personen Belastungsstörungen auslösen. Eine zusätzliche Rolle spielt die Kombination von Vorhersagbarkeit und Erwünschtheit; ein unerwartetes erwünschtes Ereignis führt naturgemäß zu anderen Reaktionen als ein unerwartetes unerwünschtes Ereignis.

Unterscheidung zwischen normativen und nichtnormativen Ereignissen

Wirkung je nach Lebensphase

Zeitpunkt: Ereignisse haben unterschiedliche Wirkungen, je nachdem, wann im Lebenszyklus sie auftreten; der Tod eines Elternteils hat für ein Kind eine andere Bedeutung als für einen 40-jährigen oder älteren Menschen. Je eher die Ereignisse für den jeweiligen Lebensabschnitt erwartbar und normal sind (normative Ereignisse), desto besser gelingt in der Regel die Anpassung.

Die Auflistung der Merkmale zeigt, dass Stressoren sehr vielfältig und unterschiedlich sein können und eine Klassifikation anhand verschiedener Kriterien erfolgen kann. Sie zeigt aber auch, dass eine Differenzierung nach objektiven Merkmalen des Stressors nicht genügt. Entscheidend sind die Merkmale, die die Person dem Stressor zuschreibt.

Klassifikation anhand der z-Kategorien

In der ICD-10 findet sich in Kapitel XXI anhand der Z-Kategorien die Möglichkeit, ohne Beurteilung des Schweregrades, Faktoren zu klassifizieren, die den Gesundheitszustand beeinflussen. Im folgenden Kasten sind diejenigen Ereignisse aufgelistet, die als mögliche auslösende Bedingungen der Anpassungsstörungen relevant sind.

Auswahl von Lebensereignissen und psychosozialen Belastungsfaktoren nach ICD-10 (Z-Kategorien)

- Probleme in Verbindung mit Ausbildung und Schule.
- Probleme in Verbindung mit Berufstätigkeit und Arbeitslosigkeit.
- Probleme in Verbindung mit der sozialen Umgebung (z. B. kulturelle Eingewöhnung, Diskriminierung).
- Sonstige Probleme in der primären Bezugsgruppe einschließlich familiärer Umstände (z. B. Tod eines Familienangehörigen, Trennung).
- Probleme bei bestimmten psychosozialen Umständen (z. B. unerwünschte Schwangerschaft).
- Probleme bei sonstigen psychosozialen Umständen (z. B. Haftstrafe, Opfer von Verbrechen).
- Belastung durch eine Erkrankung wie z. B. bösartige Neubildung, Krankheiten des Nervensystems und der Sinnesorgane.
- Probleme mit Wohnbedingungen und ökonomischen Verhältnissen.

Merke:

Es wird unterschieden in Alltagsstressoren, kritische Lebensereignisse und traumatische Ereignisse, die mit außergewöhnlichen, oft lebensbedrohlichen Gefährdungen oder schweren körperlichen bzw. psychischen Schädigungen einhergehen.

Die Stressorwirkung bzw. die Schwere sind nicht primär über die objektiven Merkmale des Stressors bestimmbar, was die Einteilung in kritische und traumatische Lebensereignisse erschwert. Als besonders belastend erlebt werden Ereignisse, die unerwartet auftreten und als unkontrollierbar erlebt werden sowie Ereignisse, mit denen eine Person zum ersten Mal konfrontiert wird und deren tatsächliche Bedrohung sie schlecht einordnen kann.

2.3 Einflussfaktoren vor Auftreten des Stressors

Einflussfaktoren vor Auftreten des Stressors

Einflussfaktoren vor Auftreten des Stressors sind entscheidend für die Entstehung einer Anpassungsstörung, da die der Symptomatik einer Anpassungsstörung vorausgehenden Stressoren selbst oft keine traumatischen Ereignisse sind (ICD-10) und viele Menschen auf vergleichbare Stressoren nicht mit einer krankheitswertigen Anpassungsreaktion reagieren (Möller et al., 2005; Schwarz, 2002). Stressoren, die Anpassungsstörungen typischerweise vorangehen, sind häufig länger andauernd (z. B. chronische körperliche Erkrankung) oder bringen Folgen mit sich, die selbst wieder als Stressoren wirken (z. B. Tod des Partners gefährdet die finanzielle Sicherheit).

Schwellenmodell

Zur Veranschaulichung der Wirkung von Stressoren und Stressorfolgen bzw. kumulierten Stressoren auf Wohlbefinden und Stresserleben kann auf das aus Margraf und Schneider (1990) für Angstanfälle adaptierte Stressmodell zurückgegriffen werden: Einzelne Stressoren und Stressorfolgen können die Disposition für eine psychische Störung erhöhen, so dass die Schwelle zur Auslösung einer Anpassungsstörung sinkt und ein einzelner, selbst wenig schwerwiegender Stressor bzw. eine einzelne selbst wenig schwerwiegende Stressorfolge eine entsprechende Symptomatik auslösen kann.

Die vorbestehenden Einflussfaktoren lassen sich nach demografischen und körperlichen, psychischen und kognitiven, biografischen und lerngeschichtlichen sowie sozialen Faktoren gliedern (vgl. Tab. 3).

Körperliche Faktoren

Körperliche Faktoren: Eine biologische Vulnerabilität für die Entwicklung einer Anpassungsstörung kann bei einer Tendenz zu überschießenden vegetativen Reaktionen im Rahmen einer Stressbelastung und bei erhöhtem Sympathikotonus bestehen. Auch eine genetische Disposition im Sinne einer erhöhten Reaktionsbereitschaft wird diskutiert. Einen weiteren Risikofaktor für Anpassungsstörungen stellen körperliche Störungen und Erkrankungen,

Tabelle 3: Vorbestehende Einflussfaktoren auf Anpassungsstörungen

	Risikofaktoren	Schutzfaktoren
Körperliche Faktoren	– Biologische Vulnerabilität – Starke Erschöpfung – Körperliche Störungen	– Körperliche Fitness
Psychische und kognitive Faktoren	– Emotionale Labilität – Depressivität, geringes Selbstvertrauen – Auffällige Persönlichkeitszüge – Psychische Symptomatik – Neigung zu katastrophisierenden oder dichotomen Bewertungsmustern – Neigung zu internaler Attribution	– Fähigkeit zur Regulation negativer Emotionen, Copingfertigkeiten – Ich-Stärke, hoher Selbstwert – Intelligenz bzw. Bildungsstand – Kommunikationsfähigkeit – Wahrgenommene soziale Unterstützung
Soziale Faktoren	– Niedriger sozioökonomischer Status	– Soziale Unterstützung
Biografie und frühere Erfahrungen	– Frühere Traumatisierungen – Psychiatrische Vorgeschichte – Belastende Ereignisse in der Kindheit – Vorbestehende Stressoren	

Körperliche Fitness

v. a. im Alter, dar (Möller et al., 2005). Körperliche Fitness gilt als Schutzfaktor bei einem schwerwiegenden Lebensereignis. Entsprechend wird im Zusammenhang mit Anpassungsstörungen extreme Erschöpfung als Risikofaktor diskutiert.

Selbstregulation und emotionale Stabilität als Schutzfaktoren

Psychische und kognitive Faktoren: Die Fähigkeit zur Selbstregulation negativer Emotionen stellt einen Schutzfaktor für Anpassungsstörungen dar. Emotionale Instabilität, geringes Selbstvertrauen sowie vorbestehende auffällige Persönlichkeitszüge (asthenisch, ängstlich, emotional instabil) werden als Risikofaktoren für Anpassungsstörungen genannt, während erwartungsgemäß ein breites Coping-Repertoire als Schutzfaktor gilt (Kapfhammer, 2003; Möller et al., 2005; Schwarz, 2002). Ich-Stärke, die sich aus den drei Komponenten (1) Glaube an die Wichtigkeit der eigenen Person, (2) Überzeugung, den Verlauf durch eigene Handlungen beeinflussen und kontrollieren zu können, (3) primäre Bewertung eines Stressors als Herausforderung und nicht als Bedrohung zusammensetzt, bildet ebenfalls einen Schutzfaktor. Niedrige Intelligenz bzw. geringer Bildungsgrad sind ein Risikofaktor für die Entwicklung einer Posttraumatischen Belastungsstörung und werden auch im Zusammenhang mit Anpassungsstörungen genannt (Schwarz, 2002).

Als Risikofaktoren bei Anpassungsstörungen werden ferner die Neigung zu katastrophisierenden oder Schwarz-Weiß-Bewertungsmustern sowie die Tendenz zur internalen Attribution negativer Ereignisse gewertet, während eine ausgeprägte Kommunikationsfähigkeit als Schutzfaktor gilt (Schweiger & Hohagen, 2000). Abwehrmechanismen kann je nach Adaptivität und Reife, ebenfalls die Funktion von Schutzfaktoren bei Anpassungsstörungen zukommen (Kapfhammer, 2003). Im DSM-IV-TR findet sich als vorgeschlagene Achse für die weitere Forschung die „Skala zur Erfassung der Abwehrmechanismen und Copingstile", die Abwehrniveaus und individuelle Abwehrmechanismen nach ihrer Adaptivität ordnet (Saß, Wittchen, Zaudig & Houben, 2003).

Schwarz-Weiß-Bewertung und internaler Attributionsstil ungünstig

Soziale Faktoren: Bei den sozialen Einflussfaktoren hat sich ein niedriger sozioökonomischer Status als prädiktiver Faktor (allerdings mit geringem prädiktivem Wert) für die Entwicklung einer PTBS gezeigt (Brewin et al., 2000) und wird auch als Risikofaktor im Zusammenhang mit Anpassungsstörungen genannt (Schwarz, 2002). Soziale Unterstützung gilt bei Anpassungsstörungen als wichtiger Schutzfaktor vor sowie während als auch nach einem kritischen Lebensereignis. Zum Zeitpunkt vor der Stressorwirkung wirkt soziale Unterstützung über den Schild- und Pufferungseffekt. Dabei wird unter dem sozialen Schildeffekt die Bedeutung des sozialen Beziehungsgefüges für weniger potenziell belastende und mehr positive Erfahrungen verstanden. Mit dem kognitiven Schildeffekt ist gemeint, dass wahrgenommene soziale Unterstützung dazu beiträgt, potenzielle Stressoren bei der primären Bewertung seltener als stressend und häufiger als irrelevant oder angenehm zu bewerten. Der Pufferungseffekt besagt, dass das Wissen um Bezugspersonen emotionale Reaktionen (wie z. B. Angst und Ungewissheit) auf bevorstehende Stressoren verringern kann (Perrez et al., 2005).

Schild- und Puffereffekt sozialer Unterstützung

Biografie und frühere Erfahrungen: Eine Vorgeschichte mit psychischen Störungen und psychische Störungen in der Herkunftsfamilie erhöhen das Risiko für die Entwicklung einer Belastungsstörung (Brewin et al., 2000; Ozer et al., 2003). Es ist anzunehmen, dass eine frühere psychische Störung auch Einfluss auf die Entwicklung einer Anpassungsstörung hat, wenngleich beachtet werden muss, dass die nach dem kritischen Lebensereignis auftretende Symptomatik möglicherweise über die Symptomatik einer Anpassungsstörung hinausgeht und deshalb an anderer Stelle (z. B. als eine depressive Störung) klassifiziert werden muss. Frühere Traumatisierungen, insbesondere auch sexueller Missbrauch, sind ein Risikofaktor. Auch nicht traumatische belastende Ereignisse in der Kindheit gelten sowohl bei der PTBS als auch bei Anpassungsstörungen als Risikofaktoren (Frommberger et al., 2009; Kapfhammer, 2003). Im Zusammenhang mit Anpassungsstörungen wird die vulnerabilisierende Wirkung lebensgeschichtlicher Einflüsse wie beispielsweise Broken-home-Konstellationen genannt (Schwarz, 2002). Vorbestehende Stressoren im Sinne belastender Ereignisse unmittelbar vor dem aktuellen Stressor gelten ebenfalls als Risikofaktoren für

Ungünstige lebensgeschichtliche Faktoren erhöhen das Risiko

Belastende Ereignisse vor dem aktuellen Stressor sind Risikofaktoren

die Entwicklung einer Anpassungsstörung. Die Symptomatik einer Anpassungsstörung kann in manchen Fällen auch als Reaktivierung früherer Erfahrungen, die dem aktuellen Stressor ähneln, verstanden werden (Kaplan, Sadock & Grebb, 1994). Bisherige Bewältigungserfahrungen können in Bezug auf Anpassungsstörungen je nach ihrer Ausprägung Schutz- oder Risikofaktoren darstellen.

Merke:

Die vorbestehenden Einflussfaktoren lassen sich nach körperlichen, psychischen und kognitiven, biografischen und lerngeschichtlichen sowie sozialen Faktoren gliedern, sind jedoch noch wenig untersucht. Ein erhöhtes Risiko zur Entwicklung einer Anpassungsstörung besteht unter anderem beim Vorliegen von körperlichen Störungen, einer erhöhten biologischen Vulnerabilität, aber auch starker Erschöpfung, emotionaler Labilität und geringem Selbstvertrauen. Als Schutzfaktoren gelten unter anderem die Fähigkeit zur Regulation negativer Emotionen und soziale Unterstützung.

2.4 Einflussfaktoren während und nach Einwirken des Stressors

Bei allen belastungsreaktiven Störungen sind wie ausgeführt die Art des Stressors und die Bewertung durch die betroffene Person entscheidend. Auch während der Einwirkungszeit des Stressors spielen kognitive Faktoren wie wahrgenommene Selbstwirksamkeit und Annahmen zur Verursachung und zur Beherrschbarkeit des Problems sowie Schutz- und Risikofaktoren wie z. B. der Grad der sozialen Unterstützung eine wichtige Rolle. Fehlende Unterstützung während und nach dem Ereignis erhöht das Risiko für die Entwicklung einer Anpassungsstörung. Die Möglichkeit auf jemanden zurückgreifen zu können, verringert die Bedrohung durch den Stressor und stärkt die wahrgenommenen Bewältigungsmöglichkeiten (Puffereffekt). Soziale Unterstützung hat auch direkte Wirkungen, indem der Selbstwert gestärkt wird und die betroffene Person bei der Problembewältigung Hilfe erfährt.

Soziale Unterstützung puffert die Belastungsreaktion

Bei den Einflussfaktoren nach Ende der Einwirkung des Stressors sind insbesondere kognitive Faktoren bedeutsam. Die Symptomatik einer Posttraumatischen Belastungsstörung wird durch einen vermeidenden Bewältigungsstil und dysfunktionale kognitive Annahmen aufrechterhalten; es ist anzunehmen, dass dies auch für die Anpassungsstörungen gilt (vgl. Tab. 4).

Positive Beschäftigung mit dem Ereignis hat schützende Wirkung

Unter Disclosure versteht man in diesem Zusammenhang das Mitteilen oder das Sprechen über das belastende Ereignis. „Disclosure“ gilt als gesundheitsförderlicher Faktor. Der Kohärenzsinn, verstanden als die Fähigkeit, dem Geschehenen einen Sinn verleihen zu können, gilt ebenfalls als gesund-

Tabelle 4: Einflussfaktoren auf Anpassungsstörungen nach Ende der Einwirkung des Stressors

Risikofaktoren	Schutzfaktoren
– Vermeidender Bewältigungsstil – Eigene Schuldzuschreibung	– Disclosure – Kohärenzsinn/Bedeutungsgebung – Soziale Unterstützung

heitsfördernder Faktor. Kapfhammer (2003) spricht in diesem Zusammenhang von subjektiver Bedeutungsgebung. Auch in der Zeit nach Ende der Einwirkung des Stressors ist soziale Unterstützung als Schutzfaktor zu bewerten.

Merke:

Soziale Unterstützung ist ein Schutzfaktor, der die Belastungsreaktion während und nach Einwirken des Stressors mildern kann. Für die Zeit nach Auftreten des Stressors gelten weiterhin das Sprechen über das Ereignis (Disclosure) und die Fähigkeit dem Geschehenen einen Sinn zu verleihen (Kohärenzsinn) als Schutzfaktoren, während Schuldzuschreibungen und ein vermeidender Bewältigungsstil als Risikofaktoren wirken.

3 Diagnostik und Indikation

Der Planung einer psychologischen Beratung und einer psychotherapeutischen Behandlung geht eine diagnostische Abklärung voraus. Auch wenn das diagnostische Bild während des therapeutischen Prozesses verändert und ergänzt wird, stellt die Diagnostik zu Beginn einer Behandlung die Weichen für eine adäquate und erfolgreiche therapeutische Intervention. Die Aufgaben des diagnostischen Prozesses liegen in der Abgrenzung von nicht pathologischen Anpassungsreaktionen nach kritischen Lebensereignissen und von schwerwiegenderen und chronischen Störungen wie einer Posttraumatischen Belastungsstörung oder einer anderen psychischen Störung. Wichtig ist auch, komorbide behandlungsbedürftige Störungen, wie z. B. Substanzmissbrauch, zu erkennen, um sie in die Behandlungsplanung mit einbeziehen zu können. Die klinisch-psychologische Diagnostik orientiert sich an den in der Angst- und Belastungsdiagnostik üblichen Standards (vgl. Kasten).

Abgrenzung und Feststellung von Komorbiditäten besonders wichtig

Klinische-psychologische Diagnostik
• Erfassung der Symptome, Symptomhäufigkeit und -intensität sowie Dauer der Symptombelastung durch reliable und valide Selbstbeurteilungsverfahren. • Strukturierte und standardisierte Interviews zur Klassifikation der Symptome. • Beurteilung von Funktionsbeeinträchtigungen im familiären, sozialen und/oder beruflichen Bereich. • Biografische Anamnese. • Erhebung komorbider Störungen.

Abschätzung der Therapiemotivation

Die im diagnostischen Prozess gewonnenen Informationen dienen auch der Abschätzung der Therapiemotivation und der Therapiebedürftigkeit und lassen eine erste Prognose der Erfolgsaussichten zu. Bausteine einer diagnostischen Abklärung sind das Erstgespräch und die Exploration, die eine Orientierung zur aktuellen Situation ermöglichen. Darauf folgen Differenzialdiagnostische Überlegungen und die Bewertung der medizinischen Befunde. Am Ende des diagnostischen Prozesses steht die Indikationsstellung zu einer psychologischen Beratung oder einer psychotherapeutischen Behandlung.

3.1 Erstgespräch und Exploration

3.1.1 Therapeutenverhalten und Beziehungsgestaltung

Aufbau einer emotional positiven Therapiebeziehung

Die Bedeutung des Erstgesprächs für den Therapieverlauf ist gerade bei Belastungs- und Anpassungsstörungen sehr hoch. Unabhängig von der Symptomatik des Patienten werden mehrere Ziele verfolgt: Es gilt gerade bei Patienten, die eine belastende Erfahrung machen mussten, besonderen Wert auf eine tragfähige und emotional positive Therapiebeziehung zu legen. Der Patient soll Vertrauen in die therapeutische Kompetenz aufbauen und der Therapeut soll die Behandelbarkeit der Symptomatik vermitteln. Wichtig für die Therapiebeziehung ist das Schaffen einer angenehmen Gesprächsatmosphäre durch eine interessierte, aktiv verständnisvolle und unterstützende Grundhaltung, in der für den Patienten auch angstbesetzte Inhalte in einem geschützten Rahmen geäußert werden können. Bemühungen des Patienten zu einem konstruktiven Umgang mit seiner Problematik sind wahrzunehmen und positiv zu verstärken. Angemessene Verstärkung kann durch verbales und nonverbales Therapeutenverhalten realisiert werden. Auch das Erleben des Therapeuten als Modell für den Umgang z. B. mit Emotionen kann in dieser frühen Phase für den Aufbau einer positiven Therapiebeziehung förderlich sein.

Im Erstgespräch ist es wichtig, die Reaktionen des Patienten und die Symptomatik als nachvollziehbare Reaktion auf ein besonderes Ereignis zu bewerten. Die Rückmeldung, dass der Therapeut das Befinden und die Reaktionen des Patienten als nachvollziehbar erlebt, entlastet den Patienten. Es kann förderlich sein, auf positive Behandlungserfahrungen bei ähnlichen Problemstellungen anderer Patienten zu verweisen. Der Bericht über besonders kritische Lebensereignisse kann auch den Therapeuten belasten. Er muss dabei die Balance zwischen eigener Betroffenheit und therapeutischer Neutralität immer wieder herstellen. Sollte der Therapeut feststellen, dass ihn der Bericht des Patienten überfordert bzw. er Ängste entwickelt, sollte er unbedingt supervisorische Hilfe in Anspruch nehmen oder den Patienten an einen Kollegen vermitteln.

Symptomatik als nachvollziehbare Reaktion

3.1.2 Leitfaden für die Exploration

Wichtige Themen für eine Exploration sind im folgenden Kasten zusammengestellt. Die Reihenfolge der einzelnen Punkte kann dabei selbstverständlich modifiziert und dem individuellen Gesprächsverlauf angepasst werden.

Kurzanleitung für die Exploration

- Anlass der Kontaktaufnahme und formaler Überweisungsweg.
- Aktuelle Symptomatik und bisheriger Verlauf.
- Suizidalität.
- Kritisches oder traumatisches Ereignis.
- Subjektives Erklärungsmodell für die Symptome und Beschwerden.
- Versuche der Problembewältigung.
- Risikofaktoren und Schutzfaktoren.
- Soziales Netz und Einbindung.
- Krankheitsanamnese und komorbide Störungen.

Kontaktaufnahme und Überweisungsweg

Die Erhebung der Modalitäten der Kontaktaufnahme und des formalen Überweisungswegs ist zum einen wichtig, um erste Anhaltspunkte für Selbst- oder Fremdmotivation des Patienten zu erhalten. Ferner können so auch Informationen von Vor- und Mitbehandlern erhoben werden. Bei Patienten

Kontaktaufnahme auf Initiative des Patienten?

mit körperlichen Erkrankungen ist es bereits in einem sehr frühen Stadium des therapeutischen Kontaktes wichtig, die medizinischen Befunde des Patienten zu erhalten.

Empfehlung zu Psychotherapie

Häufig kommen die Patienten über die Vermittlung des behandelnden Haus- oder Facharztes oder auf Anraten des Arbeitgebers in eine psychotherapeutische Praxis. Kriseninterventionsdienste und Beratungsstellen, aber auch Seelsorger empfehlen eine psychotherapeutische Versorgung vor allem nach Unfällen oder Verlusterlebnissen. Manche Patienten kommen auch auf eigene Initiative oder auf den Rat von Freunden und Bekannten.

Aktuelle Symptomatik und bisheriger Verlauf

Exploration von Belastungsreaktion und Einschränkungen

Insgesamt ist es wie bei anderen Störungen wichtig, die Symptomatik auf den vier Ebenen Verhalten, Kognition, Emotion sowie der körperlichen Ebene zu erfassen. Falls vom Patienten nicht eigenständig thematisiert, ist es an dieser Stelle auch sinnvoll, die Einschränkungen im familiären und beruflichen Bereich zu explorieren. Besonders relevant ist der bisherige Verlauf der Belastungsreaktion: Hat sich die Symptomatik verbessert, sind zwischenzeitlich weitere Belastungen z. B. im beruflichen Bereich dazu gekommen? Der Vergleich mit der Zeit vor dem kritischen Lebensereignis hilft dem Patienten, die Veränderungen und aktuellen Symptome zu benennen.

Suizidalität

Suizidrisiko muss abgeschätzt werden!

Eine Abschätzung des aktuellen Suizidrisikos darf in keiner Exploration fehlen. Da es insbesondere bei Anpassungsstörungen erhöht sein kann, ist eine explizite Exploration dieses Problembereichs unbedingt notwendig. Bewährte Fragen zu diesem Themenkomplex finden sich im folgenden Kasten.

Fragen zur klinischen Einschätzung des Suizidrisikos (nach Ebert, 2003)

- Haben Sie in letzter Zeit Gedanken an den Tod, wollen sterben, tot sein, Ihre Ruhe haben?
- Wenn es Ihnen so schlecht geht: Kennen Sie das Gefühl, dass alles keinen Sinn hat? Dass es besser wäre, tot zu sein?
- Meinen Sie, dass Ihre nächsten Angehörigen Sie nicht mehr brauchen, dass Sie sie nur belasten?
- Haben Sie in letzter Zeit auch daran gedacht, sich das Leben zu nehmen?
- Haben sich die Gedanken auch aufgedrängt?
- Haben Sie konkrete Ideen, wie Sie es machen würden? Haben Sie bereits Vorbereitungen getroffen?
- Haben Sie schon einmal einen Selbsttötungsversuch unternommen?

Kritisches Ereignis

Dem Bericht über das belastende Lebensereignis sollte genügend Raum gegeben werden. Je nach Art, Umständen und Schwere wird hierfür mehr oder weniger Zeit benötigt, wobei das belastende Ereignis im Erstgespräch nicht die überwiegende Zeit einnehmen sollte. Für die Exploration gilt die Faustregel „je schwerwiegender, desto sachlicher". Bei schwerwiegenden und sehr angstbesetzten Ereignissen sollte sich die Exploration weitgehend auf wesentliche Fakten beziehen:

Bericht über das kritische Ereignis

- Was ist geschehen, was hat sich ereignet?
- Wer war beteiligt?
- Was war die Funktion oder die Rolle des Patienten?

Der Therapeut erfährt, was dem Patienten widerfahren ist. Es ist jedoch bei traumatischen Ereignissen nicht sinnvoll, gleich zu Beginn genaue Details zu erfragen. Der Therapeut sollte sich in der frühen Phase v. a. auf die Fakten konzentrieren und eine tiefer gehende Exploration zunächst vermeiden. Eine forcierte und explizite Anamnese des kritischen Ereignisses könnte den Patienten überfordern. Der Patient soll Überschriften formulieren, aus denen ersichtlich wird, was geschehen ist. Ausführlich und intensiv berichtende Patienten können hier mit dem Hinweis gebremst werden, dass in einer späteren Phase der Behandlung dafür ausreichend Zeit und Gelegenheit besteht. Bei körperlicher und sexueller Gewalt, Überfällen und Zeugenschaft ist auch die Frage nach dem bisherigen und evtl. weiter bestehenden Kontakt mit dem Schuldigen bzw. Täter zu erheben.

Keine tiefer gehende Exploration des kritischen Ereignisses

Ist das Ereignis nicht zu belastend und kann der Patient relativ angstfrei berichten, so kann und soll die rein faktenbezogene Informationserhebung um Fragen nach der individuellen Bewertung sowie nach emotionalen Reaktionen ergänzt werden. Ferner sollten auch Stressoren aus der nahen Vergangenheit, d. h. länger andauernde Belastungen, erhoben werden. Hilfreich kann hier je nach Behandlungskontext ein Selbstbeurteilungsinstrument sein:

Erfassung von Stressverarbeitungsweisen

- *Stressverarbeitungsfragebogen (SVF 120)* (Erdmann & Jahnke, 2008): Dieser Selbstbeurteilungsbogen erfasst habituelle Tendenzen der Stressverarbeitung. Es können 20 Positiv-Strategien und Negativ-Strategien wie u. a. Bagatellisierung, Schuldabwehr, Ablenkung, positive Selbstinstruktion, Vermeidung, soziale Abkapselung, Resignation und Selbstbeschuldigung dargestellt werden. Der Fragebogen umfasst 120 Items, die Bearbeitungszeit beträgt 10 bis 20 Minuten. Eine Kurzform mit 78 Items (SVF 78) erfasst 13 Subtests. Situationsbezogene Formen (SVF-S) dienen zur Erfassung von Stressverarbeitungsweisen in bestimmten, vom Untersucher zu definierenden Belastungssituationen bzw. -arten (z. B. Krankheit).

Selbstbeurteilungsinstrument für Belastungserfahrungen

- *Trierer Inventar zum chronischen Stress (Tics)* (Schulz, Schlotz & Becker, 2004): Das Inventar erfasst über eine Selbstbeurteilung die Häufigkeit (nie, selten, manchmal, häufig, sehr häufig) von Belastungserfahrungen der letzten drei Monate. Die erlebten belastenden Situationen werden auf neun Skalen abgebildet: Arbeitsüberlastung, soziale Überlastung, Erfolgsdruck, Unzufriedenheit mit der Arbeit, Überforderung bei der Arbeit, Mangel an sozialer Anerkennung, soziale Spannungen, soziale Isolation, chronische Besorgnis. Das Inventar umfasst 57 Fragen, die Bearbeitungszeit beträgt ca. 15 Minuten. Es liegen Normen für verschiedene Altersgruppen vor. Ein Screeningbogen mit 12 Items liefert zusätzlich eine globale Einschätzung für den erlebten Stress.

Subjektives Erklärungsmodell für die Symptome und Beschwerden

Subjektives Erklärungsmodell explorieren

Die subjektive Erklärung des Patienten für seine Symptome und Beschwerden kann Aufschluss über mögliche therapeutische Ansatzpunkte (und möglicherweise zu überwindende Hürden) geben. Hier sind z. B. die folgenden Fragen relevant:

- Bringt der Patient seine Beschwerden selbst in Zusammenhang mit dem vorangegangenen Stressor?
- Betrachtet er andere, frühere Erfahrungen und Erlebnisse als relevant?
- Sieht er eigene, aktive Beeinflussungsmöglichkeiten zur Verbesserung seines Befindens?

Versuche der Problembewältigung sowie Risikofaktoren und Schutzfaktoren

Funktionale Problembewältigung ist individuell unterschiedlich

Die Erhebung der bisherigen Bemühungen und Versuche des Patienten, mit der belastenden Situation und den Belastungsfolgen umzugehen, ist bedeutsam. Funktionale Versuche zur Problembewältigung können bei jedem Patienten anders aussehen – der Versuch, an alltäglichen Abläufen wie z. B. einer geregelten Berufstätigkeit festzuhalten kann ebenso funktional sein wie eine kurzzeitige Auszeit. Die Funktionalität spezifischer Verhaltensweisen kann immer nur im Einzelfall abgeschätzt werden. Im weiteren Sinn geht es um die Erhebung der Verarbeitungsstile und der Ressourcen des Patienten. Wichtige Ressourcen können beispielsweise die Fähigkeiten zur Affektregulation oder spezifische Bewältigungsstile (Copingstrategien) sein. Als Verfahren zu ihrer Erfassung haben sich bewährt:

Erfassung der Bewältigungsstrategien

- *Trierer Skalen zur Krankheitsbewältigung (TSK)* (Klauer & Filipp, 1993): Die TSK sind ein für den Belastungskontext schwerer körperlicher Erkrankungen entwickeltes Verfahren zur Erfassung der Bewältigungsstrategien erwachsener Patienten auf der Grundlage von Selbsteinstufungen. Das Verfahren umfasst 37 Items, die einzelne Bewältigungsstile und -reaktionen (z. B. soziale Vergleiche; Ablenkungsstrategien; Mobilisierung sozialer Unterstützung) abbilden. Die Bearbeitungsdauer beträgt etwa 20 Minuten.

- *Freiburger Fragebogen zur Krankheitsverarbeitung (FKV)* (Muthny, 1989): Der FKV erfasst ein breites Spektrum an Krankheitsverarbeitungsmodi. Er kann bei vor allem körperlich chronisch Kranken bzw. bei Personen mit Folgeerscheinungen akuter Erkrankungen ab 16 Jahren eingesetzt werden. Neben einer Langfassung (FKV 102) sind zwei Kurzformen zur Selbst- und Fremdeinschätzung (FKV-LIS-FE und -SE) mit je 35 Items und 5 Skalen verfügbar. Die Bearbeitungsdauer der Kurzformen beträgt etwa 5 bis 15 Minuten, die der Langform ca. 10 bis 30 Minuten.

Fragebogen zur Krankheitsverarbeitung

Auch dysfunktionale bzw. gescheiterte Versuche der Problembewältigung sollen erhoben werden. Aufgrund des erhöhten Risikos einer Selbstmedikation mit psychotropen Substanzen wird der Konsum von Alkohol und Medikamenten erfragt und bei der Behandlungsplanung berücksichtigt.

Soziales Netz und Einbindung

Wie gut ist die soziale Einbindung?

Eine zentrale Ressource ist die soziale Einbindung und die Verfügbarkeit von Angehörigen, Freunden und Bekannten: Wer hat bisher unterstützt und geholfen? Wer steht wie lange zur Verfügung? Mit welcher Hilfe ist von wem zu rechnen? Die Unterstützung durch das soziale Netz kann von emotionaler Unterstützung bis zu körperlicher und materieller Versorgung reichen. Eine gute Einbindung kann den Umfang der professionellen Versorgung reduzieren oder sogar gänzlich überflüssig machen. Gerade bei Anpassungsstörungen mit ihrem häufig günstigen Verlauf sollte immer die Frage einer zu intensiven therapeutischen Bindung und des sekundären Krankheitsgewinns berücksichtigt werden.

Krankheitsanamnese und komorbide Störungen

Exploration körperlicher und psychischer Erkrankungen

Die körperlichen und psychischen Erkrankungen im bisherigen Lebensverlauf und die aktuellen Erkrankungen werden exploriert. Ein aktueller Befundbericht des behandelnden Haus- und/oder Facharztes wird angefordert. Für die Therapieplanung bei einer Anpassungsstörung als psychische Reaktion auf eine Erkrankung, z. B. Brustkrebs, ist es von großer Wichtigkeit zu wissen, ob die onkologische Therapie fortdauert oder bereits abgeschlossen ist.

Bei der Erfassung komorbider Störungen geht es auch darum, ob die aktuell vorliegende Symptomatik im Sinne der Verschlimmerung einer bereits vorbestehenden psychischen Erkrankung zu betrachten ist (z. B. vermehrte emotionale Instabilität nach kritischem Ereignis vor dem Hintergrund einer Borderline-Persönlichkeitsstörung) oder ein eigenes Störungsbild darstellt und damit zusätzlich zu diagnostizieren ist (z. B. vorbestehende Zwangsstörung *und* Symptomatik einer Anpassungsstörung nach belastendem Lebensereignis).

Merke:

- Im Erstgespräch sollte Wert auf den Aufbau einer tragfähigen Therapiebeziehung gelegt werden. Der Patient sollte entlastet werden, indem seine Reaktionen und Symptomatik als nachvollziehbare Reaktion auf ein besonderes Ereignis bewertet werden.
- In der Exploration ist zunächst der Anlass der Kontaktaufnahme, der formale Überweisungsweg, die aktuelle Symptomatik und der bisherige Verlauf zu klären. Wichtig ist auch die explizite Abschätzung des aktuellen Suizidrisikos.
- Die Erhebung der Verarbeitungsstile und Ressourcen des Patienten kann Aufschluss über mögliche therapeutische Ansatzpunkte geben. Dazu gehören das subjektive Erklärungsmodell des Patienten, bisherige Versuche der Problembewältigung sowie individuelle Schutz- und Risikofaktoren.

3.2 Diagnose und Differenzialdiagnose

Diagnostische Leitfragen

In einem ersten Schritt ist einzuschätzen, ob eine Symptomatik mit Störungswertigkeit vorliegt. In einem zweiten Schritt sind spezifische Diagnosen auszuschließen:

1. Liegt eine krankheitswertige psychische Störung vor?
2. Handelt es sich um eine Belastungsstörung oder um eine andere spezifische psychische Störung?

Schritt 1: Liegt eine krankheitswertige psychische Störung vor?

Abgrenzung von nicht pathologischen Reaktionen

Hier ist die Frage zu klären, ob es sich bei der vorliegenden Symptomatik um eine Störung mit Krankheitswert handelt. Es geht zunächst um eine Abgrenzung von normalen, nicht pathologischen Reaktionen auf psychosoziale Belastungsfaktoren, wie z. B. die Abgrenzung von einer einfachen Trauerreaktion. Kriterien hierfür sind Inhalt, Ausmaß sowie Dauer der vorliegenden Symptomatik. Hilfreich für eine Entscheidung bzgl. der Störungswertigkeit kann der Abgleich der Beeinträchtigungen mit den Kriterien für gestörtes Erleben und Verhalten sein (vgl. Kasten).

Kriterien und Leitfragen zur Einschätzung der Störungswertigkeit

- *Abweichung*: Ist das Verhalten und Erleben einer Person abweichend, extrem, ungewöhnlich?
- *Leidensdruck*: Besteht bei der betroffenen Person Leidensdruck?

- *Beeinträchtigung*: Ist die betroffene Person im Alltag beeinträchtigt?
- *Zeitraum*: Dauern die Symptome und die Reaktionen über einen längeren Zeitraum an?
- *Gefährdung*: Gefährdet die Person sich und/oder andere Personen?

Grenzziehung schwierig

Zentral ist hierbei der Vergleich zwischen der Zeit vor dem Ereignis und der Zeit nach dem Ereignis. Gerade bei Anpassungsstörungen, die in einem Übergangsbereich zwischen normalen Reaktionen und spezifischen psychischen Störungen anzusiedeln sind, ist eine eindeutige Grenzziehung zwischen normal und pathologisch oft schwierig und bleibt letztlich dem klinischen Urteil des Therapeuten überlassen. Hier liegt jedoch auch eine Stärke des Konzeptes der Anpassungsstörungen: Diese diagnostische Kategorie stellt eine Möglichkeit dar, psychische Auffälligkeiten dokumentieren und eine Indikation zu einer psychotherapeutischen Behandlung stellen zu können, ohne eine spezifische und weit reichende psychische Diagnose vergeben zu müssen.

Einsatz von Selbstbeurteilungsverfahren

Die Symptomhäufigkeit und -intensität, die Dauer der Symptombelastung sowie die aus Sicht des Patienten resultierenden psychischen Belastungen können mit Selbstbeurteilungsverfahren orientierend bestimmt werden. Das weitere diagnostische Vorgehen hängt unter anderem vom Versorgungskontext ab. Die Abklärung in der ambulanten psychotherapeutischen Versorgung, im Konsiliardienst eines Krankenhauses oder in der medizinischen Rehabilitation unterscheidet sich vor allem auch in den zeitlichen Rahmenbedingungen. Gerade bei einer großen Zahl von Patienten und einer begrenzten psychotherapeutischen Personalkapazität können Selbstbeurteilungsinstrumente zum Screening hilfreich sein. Neben der Exploration sind die in Tabelle 5 dargestellten Verfahren hilfreich.

Tabelle 5: Selbstbeurteilungsverfahren

Verfahren	Erfasste Konstrukte	Bearbeitungszeit
Symptom-Checkliste (SCL-90-R)	Subjektive Beeinträchtigung durch körperliche und psychische Symptome	10–15 Minuten
Hospital Anxiety and Depression Scale (HADS-D)	Angst und Depressivität	2–6 Minuten
Beck-Depressions-Inventar (BDI)	Schwere der depressiven Symptomatik	10–20 Minuten
Allgemeine Depressionsskala (ADS)	Aktuelle depressive Symptomatik	5–10 Minuten

SCL-90-R *Symptom-Checkliste (SCL-90-R)* (Franke, 2002): Die Symptom-Checkliste erfasst die subjektive Beeinträchtigung durch körperliche und psychische Symptome. Der Globalwert stellt einen Indikator für psychische Belastung dar. Die SCL ist für Jugendliche (ab 14 Jahren) und für Erwachsene geeignet. Die Bearbeitungszeit liegt bei 10 bis 15 Minuten. Es gibt eine Kurzform mit 53 Items (Brief Symptom Inventory, BSI).

HADS-D *Hospital Anxiety and Depression Scale (HADS-D)* (Herrmann, Buss & Snaith, 1995): Die HADS ist ein weit verbreitetes Instrument zur Erfassung von Angst und Depressivität. Sie wurde speziell für körperlich kranke Patienten entwickelt und verzichtet auf somatische Symptome zur Erfassung der psychischen Beschwerden, wie z. B. Müdigkeit und Appetitmangel. Die HADS-D umfasst 14 Items zu Symptomen der Depression und der Angst. Die Bearbeitungszeit liegt bei 2 bis 6 Minuten, die Auswertungszeit bei ca. einer Minute.

Screening-Instrumente und Checklisten

Ferner können weitere Screening-Instrumente und Checklisten eingesetzt werden, um einen Hinweis auf psychische Beschwerden zu erhalten. Da bei Anpassungsstörungen häufig depressive Symptome im Vordergrund stehen, sind das Beck-Depressions-Inventar (BDI) und die Allgemeine Depressionsskala (ADS) einsetzbar:

BDI
- *Beck-Depressions-Inventar (BDI)* (Beck, Hautzinger, Bailer, Worall & Keller, 1995): Das BDI erfasst mit 21 Gruppen von Aussagen die Schwere der depressiven Symptomatik. Interpretiert wird der Summenwert. Die Bearbeitungszeit liegt bei rund 10 bis 20 Minuten, die Auswertungszeit bei etwa einer Minute.

ADS
- *Allgemeine Depressionsskala (ADS)* (Hautzinger & Bailer, 1993): Die ADS erfasst mit 20 Items die aktuelle depressive Symptomatik. Die Skala ist sehr sensitiv, jedoch nicht hoch spezifisch. Die Bearbeitungszeit liegt bei 5 bis 10 Minuten, die Auswertungszeit bei etwa einer Minute.

Ausschluss einer PTBS

Falls das kritische Ereignis von besonderer Schwere ist und eine Posttraumatische Belastungsstörung ausgeschlossen werden soll, können die folgenden Selbstbeurteilungsverfahren eingesetzt werden:

IES-R
- *Impact of Event Scale – revidierte Form (IES-R)* (Maercker & Schützwohl, 1998): Die Impact of Event-Skala erfasst Traumafolgen mit den drei Skalen Intrusionen, Vermeidungssymptome, Hyperarousal. Mit 22 Items werden Symptome der letzten sieben Tage nach ihrer Häufigkeit (überhaupt nicht, selten, manchmal, oft) erfasst. Die Bearbeitungszeit liegt bei 7 bis 15 Minuten.

PTB-S
- *Screening zur Identifizierung des PTB-Risikos (PTB-S)* (Stieglitz, Nyberg, Albert, Frommberger & Berger, 2002): Das PTB-S ist ein Selbstbeurteilungsinstrument mit zehn Items (ja/nein-Antworten), das an einer Stich-

probe von Verkehrs- und Arbeitsunfallopfern entwickelt wurde. Es kann in den ersten Tagen und Wochen nach dem belastenden Ereignis eingesetzt werden und soll das Risiko für eine PTBS abschätzen.

Schritt 2: Handelt es sich um eine Anpassungsstörung oder um eine spezifische psychische Störung?

Differenzialdiagnostik

Eine Anpassungsstörung darf definitionsgemäß nur dann vergeben werden, wenn spezifische Diagnosen nicht zutreffen bzw. bestehende spezifische Diagnosen die aktuell vorliegende Symptomatik nicht erklären können. So schließt z. B. die Diagnose einer Depressiven Episode oder Dysthymia eine Anpassungsstörung aus. Eine Anpassungsstörung kann jedoch zusätzlich z. B. zu einer Zwangsstörung oder Schizophrenie diagnostiziert werden, wenn nach einer Belastung Symptome auftreten, die durch die Grunderkrankung nicht erklärt werden können.

Strukturierte Interviews

Neben der Exploration und Anamnese sind strukturierte oder standardisierte klinische Interviews die adäquate Form der Diagnosestellung (vgl. Tab. 6).

Checklisten

Internationale Diagnosen Checklisten für ICD-10 (Hiller, Zaudig & Mombour, 1995): Die Internationalen Diagnosen Checklisten für ICD-10 sind dazu konzipiert, Ärzten und Psychologen die psychiatrisch-psychologische Diagnosestellung nach dem ICD-10-Klassifikationssystem zu erleichtern. Sie berücksichtigen dabei die Forschungskriterien zu ICD-10 Kapitel V (F). Es liegen ein Manual und insgesamt 32 Listen für die wichtigsten und häufigsten Störungen vor, u. a. affektive Störungen (inkl. Anpassungsstörung), Angststörungen, Abhängigkeit und Missbrauch psychotroper Substanzen, Schizophrenie und verwandte Störungen, Essstörungen und organisch bedingte Störungen. Die Checklisten können in der Exploration als Leitfaden verwendet werden. Die Bearbeitungszeit für ein breites Screening liegt bei 30 bis 90 Minuten.

SKID

SKID (Wittchen, Zaudig & Fydrich, 1997): Die strukturierten klinischen Interviews SKID-I und SKID-II ermöglichen eine Diagnosenstellung nach DSM-IV. Sie können im psychotherapeutischen Bereich zur Erfassung und Diagnostik psychischer Störungen, Syndrome (SKID-I) und Persönlichkeitsstörungen (SKID-II) eingesetzt werden. Mit Hilfe des SKID-I kann die Diagnose einer Anpassungsstörung gestellt werden. Außerdem werden Kodierungsmöglichkeiten für die Beurteilung von körperlichen Störungen und für die Erfassung des Psychosozialen Funktionsniveaus angeboten. Die Durchführungszeit des SKID-I beträgt etwa 60 Minuten.

DIPS *Diagnostisches Interview bei psychischen Störungen (DIPS)* (Schneider & Margraf, 2005): Das DIPS liefert neben der Erfassung und Klassifikation psychischer Syndrome Informationen zur Therapieplanung (z. B. anamnestische Daten und soziale Belastungsfaktoren). Das diagnostische System wurde durch eine auf die reine Diagnosestellung beschränkte Kurzversion (Mini-DIPS: Margraf & Schneider, 1994) ergänzt. Sie ermöglicht eine überblicksartige Erfassung der für den psychotherapeutischen Bereich wichtigsten psychischen Störungen. Anpassungsstörungen werden jedoch nicht speziell erfasst.

Tabelle 6: Strukturierte Klinische Interviews

Interview	Erfasste Konstrukte	Bearbeitungszeit
Internationale Diagnosen Checklisten für ICD-10	32 Listen für die wichtigsten und häufigsten Störungen als Leitfaden für die Exploration	30–90 Minuten
Diagnostisches Interview bei psychischen Störungen (DIPS)	Klassifikation psychischer Syndrome und Informationen zur Therapieplanung	90–120 Minuten
Strukturiertes Klinisches Interview für DSM-IV (SKID)	Diagnostik psychischer Störungen und Persönlichkeitsstörungen	60 Minuten
Interviews zu Belastungsstörungen bei Kindern und Jugendlichen (IBS-KJ)	Diagnostik der Akuten und der Posttraumatischen Belastungsstörung	30–60 Minuten

Kindgerechtes klinisches Interview

Interviews zu Belastungsstörungen bei Kindern und Jugendlichen (IBS-KJ) (Steil & Füchsel, 2006): Die IBS-KJ dienen der Diagnostik der Akuten und der Posttraumatischen Belastungsstörung bei Kindern und Jugendlichen zwischen 7 und 16 Jahren. Mit dem Interview zur Posttraumatischen Belastungsstörung bei Kindern und Jugendlichen (IBS-P-KJ) liegt ein strukturiertes klinisches Interview vor, welches das Vorhandensein einer Traumatisierung im Sinne des DSM-IV, einer PTBS sowie Häufigkeit und Intensität der Symptome der Störung laut DSM-IV bei Kindern und Jugendlichen erfasst.

Bei der Beurteilung, ob eine psychische Störung vorliegt, ist es wie erwähnt entscheidend, eine organische Erkrankung als Ursache für die vorliegende Symptomatik auszuschließen (vgl. Kapitel 3.3).

Der differenzialdiagnostische Prozess ist im folgenden Flussdiagramm zusammenfassend dargestellt (vgl. Abb. 5).

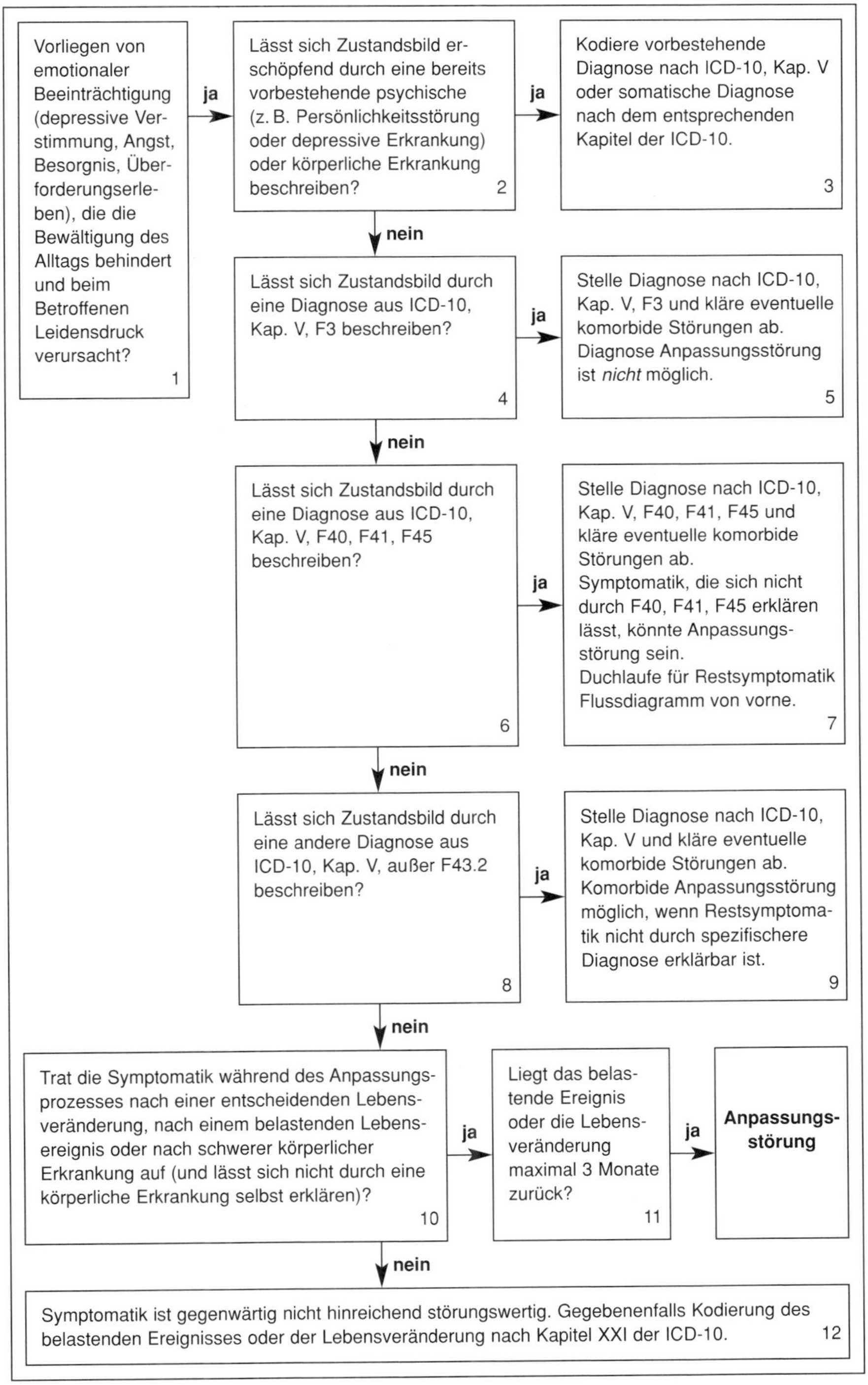

Abbildung 5: Anpassungsstörung – Differenzialdiagnostischer Prozess

3.3 Medizinische Diagnostik

Somatische Erkrankungen können psychische Symptome verursachen

Eine medizinische Diagnostik muss bei allen belastungsreaktiven Störungen erfolgen. Eine Vielzahl von somatischen Beschwerden und Erkrankungen können psychische Symptome und Störungen verursachen. Die nachfolgende Übersicht orientiert sich an einer Zusammenstellung zu möglichen Ursachen von depressiven Störungen und Angststörungen (vgl. Kasten).

Somatische Beschwerden und Erkrankungen als Ursache für psychische Störungen (modifiziert nach Baumeister & Härter, 2007)

- Hormonelle und Stoffwechselstörungen (z. B. Diabetes mellitus/Hypoglykämie, Hyperthyreose, Hypothyreose, Urämie, Hypokaliämie).
- Neurologische Störungen (z. B. Epilepsie, Schlaganfall, Schädel-Hirn-Trauma).
- Herzerkrankungen (z. B. Herzinsuffizienz, Herzrhythmusstörungen, Herzinfarkt).
- Lungenerkrankungen (z. B. Asthma bronchiale, chronisch obstruktive Bronchitis).
- Tumorerkrankungen.
- Magen-Darm-Erkrankungen (z. B. Pankreatitis, entzündliche Darmerkrankungen).
- Infektionserkrankungen.
- Medikamente und Drogen (z. B. Antibiotika, Kortisolpräperate, blutdrucksenkende Mittel, Insulin, Schilddrüsenhormone).

Bedeutung und Notwendigkeit medizinischer Diagnostik

Medizinische Diagnostik ist daher wichtig zur Klärung der Frage, ob die psychische Symptomatik nicht durch die Grunderkrankung selbst oder deren Behandlung zu erklären ist – und somit gar keine Anpassungsstörung darstellt. Hier steht selbstverständlich (zunächst) die medizinische Therapie im Vordergrund. Gerade bei chronischen körperlichen Erkrankungen treten jedoch häufig zusätzlich psychische Störungen wie depressive Störungen, Angststörungen, Anpassungsstörungen, somatoforme Störungen und Substanzmissbrauch auf (somatopsychische Komorbidität) (Härter, Baumeister & Bengel, 2007b). Besonders häufig ist dies bei Tumorerkrankungen, Koronarer Herzerkrankung (Herzinfarkt), chronischen Schmerzstörungen, Diabetes mellitus und Asthma bronchiale. Psychische Störungen finden sich bei diesen Krankheiten in 15 bis 35 % der Fälle. Beim Vorliegen (chronisch-)körperlicher Erkrankungen ist in jedem Fall eine enge Kooperation von psychotherapeutischer und somatischer Versorgung erforderlich.

3.4 Indikation

Sind die Symptome störungswertig und behandlungsbedürftig?

Ausgehend von einem Kontinuum zwischen normalem und pathologischem Verhalten und Erleben befinden sich Anpassungsstörungen aufgrund der Unterschwelligkeit ihrer Symptomatik im Vergleich zu spezifischeren Störungskategorien häufig in einem Grenzbereich: Handelt es sich bei der vorliegenden Symptomatik tatsächlich um eine Reaktion mit Störungswert oder um eine, wenn auch möglicherweise lange andauernde, aber nicht störungswertige Anpassungsreaktion? Nimmt die Symptomatik auch ohne professionelle Betreuung einen positiven Verlauf? Kann das soziale Umfeld zur Unterstützung einer konstruktiven Bewältigung des Stressors aktiviert und genutzt werden? Eine zumindest kritische Reflektion dieser Fragen ist notwendig, da sie die Frage nach den Behandlungskonsequenzen bei Patienten mit Anpassungsreaktionen bzw. -störungen unmittelbar nach sich zieht.

„So viel Behandlung wie nötig, so wenig Behandlung wie möglich"

Sind die Kriterien für eine Anpassungsstörung erfüllt, so besteht grundsätzlich die Indikation für eine psychotherapeutische Behandlung. Die Indikationsstellung hängt ab von der Schwere der Symptomatik, dem bisherigen Verlauf, den Risiko- und Schutzfaktoren sowie dem sozialen und familiären Umfeld. Mit der Entscheidung für oder gegen eine psychologische Beratung oder eine Psychotherapie bewegt man sich auf einem Grat zwischen eventuell unnötiger Pathologisierung einerseits und indizierter Prävention schwerwiegender und chronischer Belastungsfolgen andererseits. Nach der Abwägung der Argumente für und gegen eine psychotherapeutische Behandlung eines Patienten mit Anpassungsstörung muss bei einer Entscheidung für eine Psychotherapie diese nach dem Prinzip „so viel Behandlung wie nötig, so wenig Behandlung wie möglich" gestaltet werden. Die Indikation zu beratenden und psychotherapeutischen Maßnahmen ist entsprechend der vielfältigen Reaktionen auf Stressoren immer im Einzelfall unter Berücksichtigung der Symptomatik und der sozialen Einbindung zu stellen. Um den Patienten zur aktiven Mitarbeit in der Therapie zu motivieren, muss ihm ein nachvollziehbares Therapierational vermittelt werden.

Merke:

- Bei der Diagnostik ist in einem ersten Schritt einzuschätzen, ob eine Symptomatik mit Störungswertigkeit vorliegt; in einem zweiten Schritt sind spezifische Diagnosen auszuschließen.
- Psychische Symptome und Störungen können auch durch somatische Erkrankungen oder deren Behandlung verursacht werden. Eine medizinische Diagnostik ist daher unbedingt erforderlich.
- Die Indikation zu beratenden und psychotherapeutischen Maßnahmen ist im Einzelfall unter Berücksichtigung von Symptomatik und sozialer Einbindung zu stellen. Zu berücksichtigen ist die Gefahr einer eventuell unnötigen Pathologisierung einerseits und die Notwendigkeit der Prävention chronischer Belastungsfolgen andererseits.

4 Behandlung

Modularer Behandlungsansatz

Die Symptomatik einer Anpassungsstörung kann sehr unterschiedlich sein. Häufig findet sich ein eher depressiv getöntes Zustandsbild, aber auch Angst, Ärger, Anspannung, Sorgen und/oder Störungen des Sozialverhaltens sind mögliche Symptome. Auch die auslösenden Stressoren sind sehr unterschiedlich. Den Besonderheiten der Anpassungsstörungen und dem Verlauf der Symptomatik wird daher am ehesten ein modularer Behandlungsansatz gerecht, der bewährte Interventionsverfahren aus der Therapie der Depression und der Angststörungen je nach vorherrschendem Zustandsbild um weitere Therapieelemente u. a. aus der Behandlung von Traumafolgestörungen ergänzt.

4.1 Beziehungsgestaltung

Akzeptierende Grundhaltung

Eine akzeptierende Grundhaltung ist wie bei allen psychotherapeutischen Beziehungen Voraussetzung für eine gelingende Therapie. Der Therapeut zeigt aktiv Verständnis für die aktuelle psychische Befindlichkeit des Patienten und begreift sie vor dem Hintergrund spezifischer lerngeschichtlicher Erfahrungen und als durch den aktuellen Stressor ausgelöste Reaktion. Da es bei der Behandlung der Anpassungsstörungen häufig um psychologische Beratungen und Psychotherapien von kürzerer Dauer geht, stehen die Ressourcen des Patienten, die Bewältigungsstrategien im Hier und Jetzt sowie die Möglichkeiten zur Verbesserung der Problemlösekompetenzen im Vordergrund. Zu Beginn ist es wichtig, das Leiden des Patienten zu würdigen, ihn zu stützen und gemeinsam mit ihm zu klären, welche Aspekte des Ereignisses für den Patienten einer befriedigenden Bewältigung im Wege stehen. Bei der Bewertung des Stressors darf sich der Therapeut nicht ausschließlich von eigenen Vorstellungen leiten lassen, sondern muss die Bewertung aus dem Bezugsrahmen des Patienten heraus vornehmen. Dabei ist es wichtig, von Beginn an den Patienten in eine aktive Rolle zu bringen und die Fähigkeiten zur Selbstregulation zu betonen.

Patienten in eine aktive Rolle bringen

4.2 Therapieziele

Bei der Behandlung von Anpassungsstörungen lassen sich die im folgenden Kasten aufgeführten Zielbereiche voneinander abgrenzen. Auch wenn die Erarbeitung eines Störungsmodells eher am Anfang und die Entwicklung neuer Perspektiven eher am Ende einer Behandlung stehen, ist die Reihenfolge natürlich nicht starr festgelegt. Je nach individueller Problemkonstellation kann zudem die Formulierung weiterer Ziele sinnvoll sein.

Therapieziele bei Anpassungsstörungen
• Erarbeitung eines Störungsmodells. • Bearbeiten der Symptome. • Einbettung des belastenden Ereignisses in die Biografie. • Entwicklung neuer Perspektiven.

Erarbeitung eines Störungsmodells (Ziel 1)

Plausibles Störungsmodell erarbeiten

Ein erster Fokus liegt auf der genauen Exploration der individuellen Symptomatik, des auslösenden Ereignisses sowie der Erfassung des lebens- und lerngeschichtlichen Hintergrundes. Diese Informationen werden dazu genutzt, gemeinsam mit dem Patienten ein plausibles und akzeptiertes Störungsmodell zu erarbeiten, aus dem Ansatzpunkte zur Symptomreduktion verständlich abgeleitet werden können. Bereits in dieser frühen Therapiephase ist eine ausführliche Analyse und Würdigung der Ressourcen des Patienten einzuplanen.

Symptomreduktion (Ziel 2)

Hier geht es um die Reduktion der jeweils vorherrschenden Symptomatik. Beispiele für spezifischere Ziele bzgl. einer Symptomreduktion sind in Tabelle 7 aufgeführt.

Tabelle 7: Bearbeitung der Symptome: Spezifische Ziele bei Anpassungsstörungen

Längere depressive Reaktion	– Aktivitätsaufbau/Förderung positiver Aktivitäten – Modifikation dysfunktionaler Kognitionen – Förderung unterstützender Sozialkontakte Bei Bedarf: – Klärung der Suizidalität – Reduktion von missbräuchlichem Suchtmittel- oder Medikamentenkonsum
Angst und depressive Reaktion gemischt	Siehe Ziele bei „längere depressive Reaktion", ergänzend – Angstbewältigung: Abbau von Vermeidungsverhalten/Erweiterung des Aktionsradius – Förderung der Entspannungsfähigkeit
Anpassungsstörung mit vorwiegender Beeinträchtigung anderer Gefühle	– Förderung eines funktionalen Umgangs mit Affekten Bei Bedarf: – Reduktion von missbräuchlichem Suchtmittel- oder Medikamentenkonsum

Tabelle 7: Bearbeitung der Symptome: Spezifische Ziele bei Anpassungsstörungen (Fortsetzung)

Anpassungsstörung mit vorwiegender Störung des Sozialverhaltens	– Förderung eines funktionaleren Umgangs mit Affekten – (Wieder)Aufbau sozial adäquaten Verhaltens Bei Bedarf: – Reduktion von missbräuchlichem Suchtmittel- oder Medikamentenkonsum

Einbettung des belastenden Ereignisses in die Biografie (Ziel 3)

Bedeutung zeitlich zurückliegender Ereignisse

Akzeptanz kein Therapieziel!

Zu Beginn der Behandlung steht der Stressor im Zentrum. Nicht selten stellt sich im Therapieverlauf heraus, dass neben dem kritischen Lebensereignis weitere Stressoren relevant und unbearbeitet sind. Es kann auch ein zeitlich weiter zurückliegendes Ereignis, das von größerer biografischer Bedeutung ist (z. B. eine Trennung), durch die derzeitige Belastung aktualisiert werden. Im Verlauf der Behandlung sollte die Perspektive erweitert werden, mit dem Ziel, die auslösende belastende Situation als eines von vielen Gliedern im „Auf und Ab" der eigenen Biografie zu begreifen. Dabei geht es um die Frage, mit Hilfe welcher Ressourcen und Strategien frühere Schwierigkeiten gemeistert wurden, ob es gewonnene Erkenntnisse aus früheren Krisen gibt. Ferner geht es darum, welche möglichen Chancen zur persönlichen Weiterentwicklung das belastende Ereignis bieten könnte (Meistern einer Belastungssituation als Chance zur Reifung). Der (therapeutische) Wunsch, der Patient möge das, was ihm widerfahren ist oder widerfährt, „akzeptieren" lernen, ist jedoch mit Vorsicht zu verfolgen. Dies spricht nicht gegen Hilfestellungen und Angebote zur Förderung einer Akzeptanz. Es kann jedoch nicht darum gehen, das Akzeptieren als Therapieziel zu formulieren und das Nichterreichen dieses Ziels als Misserfolg zu bewerten. Häufig ist „Akzeptanz" ein lebenslanger Prozess, der nur schwer forciert werden kann, und manchmal ist ein Ereignis, mit dem sich eine Person konfrontiert sah oder sieht, für diese Person nicht zu akzeptieren – dann gilt es, diesem Nichtakzeptieren mit (auch therapeutischer) Akzeptanz zu begegnen und es nicht als mangelnde Veränderungsmotivation zu deuten.

Entwicklung neuer Perspektiven (Ziel 4)

Blick nach vorne

Nach der Exploration des belastenden Ereignisses und seiner Konsequenzen für den Patienten wird der gemeinsame Blick nach vorne gerichtet. Welche positiven Erlebnismöglichkeiten können (wieder) aufgegriffen werden? Welchen Aufgaben und Themen möchte sich der Patient künftig widmen? In diesem Therapieabschnitt geht es um die Ermittlung neuer, für den Patienten relevanter Ziele, deren Untergliederung in Teilziele sowie eine Anleitung zur Umsetzung der Zielerreichung förderlicher Verhaltensweisen. Von besonderer Bedeutung ist in diesem Behandlungsabschnitt das Ausblenden der therapeutischen Unterstützung und die Befähigung des Patienten zu größtmöglichem Selbstmanagement.

Befähigung zu Selbstmanagement

Die im Folgenden aufgeführten Interventionen werden für eine Verwendung im einzeltherapeutischen Setting beschrieben, sie können jedoch auch gruppentherapeutisch eingesetzt werden. Die beschriebenen Therapiebausteine stammen überwiegend aus einem kognitiv-verhaltenstherapeutischem Hintergrund. Es sei an dieser Stelle nochmals ausdrücklich erwähnt, dass es sich hierbei nicht um ein abzuarbeitendes Gesamtkonzept zur Behandlung von Anpassungsstörungen handelt, sondern vielmehr um eine Sammlung von therapeutischen Einzeltechniken, die sich im klinischen Alltag bewährt haben und die für die Behandlung eines Patienten individuell ausgewählt und zusammengestellt werden können.

Sammlung therapeutischer Einzeltechniken

Merke:

- Den Besonderheiten der Anpassungsstörungen wird am ehesten ein modularer Behandlungsansatz gerecht, der je nach Zustandsbild und Stressor bewährte Interventionselemente störungsspezifischer Therapiekonzeptionen kombiniert.
- Bei der Beziehungsgestaltung ist es zunächst wichtig, das Leiden des Patienten zu würdigen und ihn zu stützen. Der Patient sollte jedoch von Beginn an in eine aktive Rolle gebracht und auf seine Fähigkeiten zur Selbstregulation aufmerksam gemacht werden.
- Ein erstes Therapieziel ist die gemeinsame Erarbeitung eines plausiblen Störungsmodells, aus dem Ansatzpunkte zur Symptomreduktion abgeleitet werden können.
- Im Verlauf der Behandlung sollte das belastende Ereignis in die Biografie eingebettet werden. Anhand von früheren Erfahrungen kann erarbeitet werden, welche Chancen zur persönlichen Weiterentwicklung das belastende Ereignis eventuell bietet. Die Akzeptanz des Ereignisses sollte dabei nicht als Therapieziel definiert werden.
- Bei der Entwicklung neuer Perspektiven sollten vom Patienten formulierte Ziele konkret bearbeitet, in Teilziele untergliedert und durch die Erarbeitung zielführender Verhaltensweisen unterstützt werden.

4.3 Erarbeitung eines Störungsmodells und Festlegung von Therapiezielen

Das Störungsmodell wird mit dem Patienten gemeinsam erarbeitet (vgl. Kasten).

Erarbeiten eines Störungsmodells und individueller Therapieziele
• Exploration des kritischen Ereignisses. • Persönliche Bedeutung des kritischen Ereignisses für den Patienten. • Erfassung von Vermeidungsverhalten. • Gemeinsame Formulierung eines Störungsmodells. • Ressourcenanalyse. • Festlegung von Therapiezielen.

Die Schritte hin zur Erarbeitung eines Störungsmodells sowie das Erarbeiten konkreter Therapieziele sollen anhand eines Fallbeispiels (Herr H.) veranschaulicht werden (vgl. die folgenden 6 Kästen).

Fallbeispiel Herr H. (Teil 1)
Herr H. ist ein 49-jähriger Filialleiter einer Bank, der sich durch Fleiß und persönlichen Einsatz im Laufe der Jahre zu seiner jetzigen Position „hochgearbeitet“ hat. Er ist verheiratet und hat drei Söhne, die noch im Haushalt leben. Herr H. hat auf Anraten seines Hausarztes Kontakt mit einem niedergelassenen Psychotherapeuten aufgenommen. Er gibt im Erstgespräch an, sich seit etwa drei Monaten „in einer Krise“ zu befinden. An Symptomatik wird gedrückte Stimmung und der Rückzug von Freizeitaktivitäten deutlich, denen sich Herr H. zuvor gerne gewidmet hatte. Zudem schildert er, seine Ehefrau würde seinen oftmals „gereizten Umgangston“ ihr und auch den Kindern gegenüber kritisieren und sei mit seinem „übermäßigen Arbeitspensum“ nicht einverstanden. Weitere depressive Symptome außer den oben genannten finden sich nicht.

Exploration des kritischen Ereignisses

Für weitere Informationen siehe auch Kapitel 3.

Fallbeispiel Herr H. (Teil 2)	
Th.:	Herr H., haben Sie selbst eine Erklärung dafür, warum Sie in diese Krise geraten sind?

Hr. H.:	Ich glaube, das hängt mit meiner Arbeit zusammen. Es weht schon seit längerem zunehmend ein kälterer Wind in unserer Branche.
Th.:	Was meinen Sie damit?
Hr. H.:	Der Druck wird immer größer, wir müssen immer mehr Aufgabengebiete mit dem gleichen Personal abdecken, es geht immer weniger darum, Kunden gut zu beraten, um nur mal zwei Beispiele zu nennen.
Th.:	Sie sagen, der kältere Wind weht schon seit längerem, das heißt, eine ganze Weile haben Sie dem anscheinend Stand halten können – hat sich denn kurz vor Beginn Ihrer Krise die Lage nochmals zugespitzt?
Hr. H.:	Hm, ich glaube schon. Ich hatte immer einen guten Kontakt zu meinem Vorgesetzten, er hat meine menschliche Art zu arbeiten geschätzt. Jetzt habe ich vor einem halben Jahr einen neuen Vorgesetzten bekommen, deutlich jünger als ich, und seitdem bekomme ich persönlich als Filialleiter zunehmend Druck: ich müsse wirtschaftlicher arbeiten, also z. B. meinen Kunden mehr Bausparverträge und Ähnliches verkaufen, und dann kam vor ca. drei Monaten auch noch die Aufforderung, ich müsse Personal abbauen.

Das kritische Ereignis, das der Symptomatik des Patienten vorausging, ist die veränderte Aufgabendefinition durch den neuen, jüngeren Vorgesetzten.

Exploration der persönlichen Bedeutung des kritischen Ereignisses

Die subjektive Bewertung des Stressors und die Bedeutungszuweisung sind nicht nur für den Therapieverlauf bei Posttraumatischen Belastungsstörungen, sondern auch bei Anpassungsstörungen sehr relevant. In vielen Fällen ist bei den von Patienten geschilderten auslösenden kritischen Ereignissen deren belastender Charakter rasch ersichtlich. Allerdings können sich Diskrepanzen zwischen der Bewertung der Therapeuten und des Patienten sowie interindividuelle Differenzen in der wahrgenommenen Belastung ergeben. Ein Umzug in eine neue Stadt beispielsweise kann für den einen belastend sein, weil er mit einem Wegfall bedeutender Sozialkontakte verbunden ist, für den anderen dagegen eine gewünschte örtliche und berufliche Veränderung sein. Die persönliche Bedeutung eines kritischen Ereignisses ergibt sich vor dem Hintergrund der individuellen Lebens- und Lerngeschichte und den damit verbundenen Wertvorstellungen und Grundannahmen. Daher ist das belastende Ereignis nie ohne Bezug bzw. Rückgriff auf die Biografie zu explorieren.

Biografischer Hintergrund bestimmt die Belastungswahrnehmung

Fallbeispiel Herr H. (Teil 3)	
Th.:	Das klingt sehr belastend. Was genau bedeutet es für Sie, wirtschaftlicher zu arbeiten, mehr verkaufen zu müssen und sich von Personal zu trennen?
Hr. H.:	Wissen Sie, mir ist der gute Kontakt zu meinen Mitmenschen sehr wichtig, egal ob es sich um Kunden oder um Mitarbeiter handelt. Zu mir kommen zum Beispiel viele Landwirte, die mit dem Rücken zur Wand stehen, und brauchen einen Kredit. Die sind in einer verzwickten Lage, und ich habe gerne geschaut, was ich da noch machen kann. Da geht es um anderes, als Bausparverträge zu verkaufen, die die nicht brauchen! Ich kann das einfach nicht, diese neuen Verkaufszahlen einhalten, ich kann das nicht mit meinem Gewissen vereinbaren … Genauso wenig wie langjährige Mitarbeiter auf die Straße zu setzen. Die Bank hat als Arbeitgeber doch auch eine Verantwortung ihren Mitarbeitern gegenüber! Aber das interessiert ihn (den neuen Vorgesetzten) nicht, überhaupt nicht!
Th.:	Wissen Sie, wie andere in Ihrer Lage mit der veränderten Situation umgehen?
Hr. H.:	Einigen wenigen geht es ähnlich wie mir, aber die meisten versuchen umzusetzen, was von ihnen gefordert wird.
Th.:	Was genau macht es Ihnen so schwer, die neuen Vorgaben umzusetzen?
Hr. H.:	Das geht so gegen meine Ideale. Ich komme aus einfachen Verhältnissen, ich habe mich langsam hochgearbeitet in meine jetzige Position. Und dabei habe ich einiges an Unterstützung bekommen, an Chancen, ohne die hätte ich es nie geschafft, jemals Filialleiter zu werden. Und das möchte ich gerne weitergeben! Auch andere sollen ihre Chance haben, seien es Bauern oder seien es Kolleginnen, die zumindest ein bisschen Geld zum Familieneinkommen beisteuern müssen. Wenn ich die ganzen neuen Forderungen umsetze, dann kann ich mich im Ort nicht mehr sehen lassen. Ich glaube nicht, dass man hier noch was mit mir zu tun haben will. Die werden enttäuscht sein von mir – zu recht!

Erfassung von Vermeidungsverhalten

Kurzfristige Entlastung mit negativen Konsequenzen

Vor allem bei Anpassungsstörungen, die (auch) mit Symptomen der Angst einhergehen, ist Vermeidungsverhalten ein häufig auftretendes Symptom. Personen beschreiben beispielsweise nach Kränkungserfahrungen (z. B. eine Kündigung oder Scheidung), dass zentrale Grundannahmen verletzt wurden und sie durch unterschiedliche Reize (bestimmte Orte, bestimmte Menschen ...) immer wieder an ihre Demütigung erinnert werden (siehe auch Schippan, Baumann & Linden, 2004). Somit stellt die Vermeidung dieser Reize eine kurzfristig positive Konsequenz oder Entlastung dar, die jedoch langfristig mit negativen Konsequenzen wie sozialem Rückzug oder der Aufgabe von Hobbys einhergehen kann.

Fallbeispiel Herr H. (Teil 4)

Th.: Wie meinen Sie das?
Hr. H.: Na ja, wenn ich mir vorstelle, ich habe zwei von meinen Halbtagskräften gekündigt. Ich kenne sie gut genug um zu wissen, dass ich sie dadurch in eine wirklich verzwickte Situation bringe: Sie brauchen das Geld, sind räumlich gebunden und Sie wissen ja, wie die Lage am Arbeitsmarkt im Augenblick ist ... Wenn ich denen das angetan habe, will ich ihnen am liebsten nicht mehr unter die Augen treten, also würde ich schauen, dass ich ihnen aus dem Weg gehe ...
Th.: Gibt es denn jetzt schon Orte oder Situationen, die Sie vor Ihrer Krise aufgesucht haben, aber jetzt nicht mehr aufsuchen?
Hr. H.: Ich habe mich aus dem Fußballverein zurückgezogen, ja, überhaupt bin ich jetzt abends eigentlich fast nur noch zu Hause.
Th.: Warum ist das so?
Hr. H.: Hm. Ursprünglich war es so, dass ich dachte, du kannst nicht tagsüber hart durchgreifen und den Kollegen unmachbares abverlangen und abends feiern. Das gehört sich nicht, das ist irgendwie respektlos. Ja, und inzwischen hab ich auch gar keine richtige Lust mehr ...

Gemeinsame Formulierung eines Störungsmodells

Störungsmodell: Belastung als Auslöser, Vulnerabilität als Moderator

Das Störungsmodell für die Symptomatik einer Anpassungsstörung sollte das belastende Ereignis für den Patienten als Auslöser erkennbar machen. Weiterhin sollen im Störungsmodell Informationen aus der Lerngeschichte enthalten sein, die dem Patienten seine persönliche Vulnerabilität plausibel machen und somit erklären, warum das kritische Ereignis für ihn belastend ist. Aus diesem Modell lassen sich Zielbereiche und konkrete therapeutische Maßnahmen ableiten.

Die Akzeptanz für die therapeutischen Maßnahmen ist umso höher, je plausibler sie sich aus dem Störungsmodell ableiten lassen. Die Visualisierung des erarbeiteten Störungsmodells, die gemeinsam mit dem Patienten erfolgen sollte, bietet dabei den weiteren Vorteil, immer wieder darauf zurückgreifen zu können. Wichtig ist, dem Patienten den Modellcharakter und die Vorläufigkeit des erarbeiteten Störungsmodells zu vermitteln und ihn zu ermuntern, Veränderungen und Erweiterungen des Modells einzubringen. Gerade bei Patienten mit einem eher somatischen Problemverständnis (insbesondere chronisch körperlich Kranke) ist die Erarbeitung eines Störungsmodells mit erheblichem Aufwand verbunden, da die Patienten, vergleichbar Patienten mit somatoformen Störungen, an ihren Ätiologievorstellungen festhalten. Daher kann sich die Erarbeitung über mehrere Therapiestunden hinziehen, was sich jedoch in der Regel im weiteren Therapieverlauf durch eine höhere Therapiemotivation und eine bessere Compliance auszahlt.

Plausibles Störungsmodell erhöht Therapiemotivation und Compliance

Fallbeispiel Herr H. (Teil 5)

Th.: Ich würde gerne versuchen, das, was ich von Ihrer Problematik verstanden habe, noch mal zusammenzufassen. Dabei ist mir wichtig, dass Sie mich sofort unterbrechen, wenn diese Zusammenfassung nicht richtig ist, oder wenn ich etwas Wichtiges vergesse. Sind Sie einverstanden?

Hr. H.: Ja, gut.

Th.: So, wie Sie beschrieben haben, haben Sie sich aus eigener Kraft, aber auch durch die Unterstützung anderer aus einfachen Verhältnissen zu Ihrer jetzigen Position hochgearbeitet. Und es scheint mir, dass da bei Ihnen auch so etwas wie Dankbarkeit für die Unterstützung, die Sie von anderen bekommen haben, da ist. Eine Dankbarkeit, die bei Ihnen zu dem Wunsch führt, ja vielleicht sogar zu einer Art Verpflichtung, ebenfalls anderen Menschen weiterzuhelfen – und als Beispiele haben Sie Ihre Kunden genannt, die Sie bestmöglich beraten möchten und auch Ihre Mitarbeiter, für die Sie sich verantwortlich fühlen.
Kann man das so formulieren?

Hr. H.: Hm, ja.

Th.: Ja, und es ist seit den Vorschriften, die Ihr neuer Vorgesetzter macht, eigentlich gar nicht mehr möglich für Sie, diesem Wunsch nachzukommen.

Hr. H.: Genau.

Th.: Das heißt ja, dass Sie in einem richtigen Dilemma stecken: Entweder, Sie machen Ihre Arbeit, wie es von Ihnen erwartet wird, dann scheinen Sie Ihr Bedürfnis zu verletzen, menschlich zu sein. Oder, Sie sind menschlich, dann erfüllen Sie aber nicht die Erwartungen, die Ihr neuer Vorgesetzter an Sie und Ihre Arbeit stellt.

Hr. H.: Ja, so kann man das sagen.

Zunächst geht es darum, die für den Patienten schwierige Problemsituation unter Berücksichtigung lerngeschichtlicher Zusammenhänge verständlich zu formulieren. Im nächsten Schritt folgen die Erfassung der Reaktion (auf den verschiedenen Ebenen) und deren Konsequenzen. Dabei wird die Reaktion des Patienten positiv als Versuch einer Problemlösung verstanden, die letztlich jedoch nicht zum gewünschten Ergebnis führt.

Reaktion als Versuch einer Problemlösung verstehen

Fallbeispiel Herr H. (Teil 6)	
Th.:	Können Sie noch mal beschreiben, wie sich das Dilemma, oder die Krise, wie Sie sagen, bei Ihnen äußert, woran Sie die Krise bemerken?
Hr. H.:	Ich bin einfach belastet, schlecht drauf, hab eigentlich ständig schlechte Stimmung und mache mir viele Gedanken wegen dem ganzen Thema. Und meine Frau sagt, ich würde noch mehr arbeiten als sonst schon und wäre häufig gereizt.
Th.:	Sehen Sie das auch so?
Hr. H.:	Na ja, ein bisschen schon. Ich versuche halt, durch Mehrarbeit zumindest die Vorgaben mit den Bausparverträgen zu erfüllen, aber dann muss ich halt einfach auch mehr Kunden sehen, damit ich das hinbekomme. Und wenn ich dann abends heimkomme, bin ich einfach erledigt, und hab keinen Kopf mehr für Alltagskram, und bin auch zu müde, um noch ins Training oder sonst wohin zu gehen.
Th.:	Also die Krise zeigt sich bei Ihnen in schlechter Stimmung, manchmal Gereiztheit, darin, dass Sie sich Sorgen machen, dass Sie von sich noch mehr Einsatz bei der Arbeit abverlangen als zuvor und Sie das so erschöpft, dass Sie keine Kraft mehr haben zu Dingen, die Ihnen eigentlich wichtig sind. Das heißt, der Grund, dass Sie sich nicht mehr im Dorfleben zeigen, ist nicht nur, dass Sie die Begegnung mit Ihren Kolleginnen und Kollegen vermeiden möchten, sondern Sie sind zudem einfach auch zu erschöpft dazu.
Hr. H.:	Ja, genau. Es ist beides.
Th.:	Im Grunde klingt einiges, was Sie so berichten, wie eine Art Problemlöseversuch: Sie arbeiten länger und mehr, um die Vorgaben vielleicht doch – zum Teil – erfüllen zu können, und Sie lassen Freizeitaktivitäten, wie zum Beispiel Ihr Training, ausfallen, um sich stattdessen ausruhen zu können von den Anstrengungen des Tages.
Hr. H.:	Ja, schon, so kann man das vielleicht sehen – aber was ist denn das noch für ein Leben …! Ich bin ein langweiliger und anstrengender Familienvater geworden …! Und im Dilemma mit den Kündigungen, die ich eigentlich aussprechen müsste, steck' ich ja immer noch …!

Th.:	Das heißt, Ihr Problemlöseversuch ist zwar wirklich nachvollziehbar, hat sich aber eigentlich nicht bewährt, weil er weder an allen belastenden Ausgangsbedingungen noch an Ihrem Befinden etwas deutlich verbessern konnte.
Hr. H.:	Ja, genau.

Ressourcenanalyse

Kompetenzen und Ressourcen hervorheben

Versteht man Anpassungsstörungen als misslungene oder (noch) nicht erfolgreiche Problemlöseversuche, so kommt der Analyse der Kompetenzen und Ressourcen, die Patienten in früheren Lebensphasen bei der Bewältigung schwieriger Situationen geholfen haben (oder auch davor bewahrt haben, überhaupt in die eine oder andere schwierige Situation zu geraten) eine große Bedeutung zu. Der Ressourcenbegriff kann dabei recht weit gefasst werden und soll neben der sozialen Unterstützung und der sozialen Einbindung auch Aspekte wie eigene Fähigkeiten und Stärken und finanzielle Sicherheit umfassen. Ressourcenorientierung als generelle therapeutische Grundhaltung zeigt sich darin, bislang vom Patienten Erreichtes positiv und als auch durch dessen eigenes Zutun Beeinflusstes zu verstehen. Es gibt viele Möglichkeiten, die Ressourcen eines Patienten zu erfassen, zum Beispiel:

- *Lebenslinie: Persönliche Erfolge im Leben.* Hier wird der Patient gebeten, sein bisheriges Leben ausschließlich unter der Perspektive der persönlichen Erfolge zu betrachten und diese den verschiedenen Lebensphasen zuzuordnen. Im Dialog können anschließend die Ressourcen, über die der Patient verfügt(e) und die zu den jeweiligen persönlichen Erfolgen geführt haben, herausgearbeitet werden.
- *Analyse gemeisterter schwieriger Lebenssituationen.* Hier geht es darum, bereits gemeisterte schwierige Situationen unter dem Blickwinkel zu betrachten, welche Ressourcen genau bei der Bewältigung geholfen haben.
- *Eigene Stärken – Selbst- und Fremdeinschätzung.* Hierbei soll der Patient all das notieren, was ihm „gut von der Hand geht“, wofür er vielleicht von anderen Menschen bereits Komplimente bekommen hat, oder auch das, wovon nur er selbst glaubt, es gut zu können. In einem weiteren Schritt nimmt der Patient die Sichtweise eines guten Freundes (wohlwollenden Chefs …) ein und beschreibt aus dessen Sicht die eigenen Stärken. Eine weitere Möglichkeit besteht darin, den Patienten einen guten Freund bitten zu lassen, Stärken des Patienten zu notieren.
- *Tagebuch.* Hier wird der Patient angeleitet, am Abend den aktuellen Tag nochmals Revue passieren zu lassen unter dem Gesichtspunkt, was an diesem Tag gut war oder was ihm gut gelungen ist, und worin die Gründe hierfür liegen. Im Rahmen der Therapie können diese Aufzeichnungen gemeinsam mit dem Patienten unter der Ressourcenperspektive ausgewertet werden.

- *Stimmungskurven.* Der Patient wird gebeten, den Verlauf seiner Stimmung über den Tag grafisch in Form einer Kurve zu protokollieren. Die gemeinsame Auswertung dient dann dazu herauszufinden, was im Einzelfall dazu geführt hat, dass die Stimmung gestiegen ist und was die Stimmungsaufhellung bewirkt hat.

Festlegung von Therapiezielen

Formulierung und Überprüfung von Zielen

Die Festlegung von Therapiezielen lässt sich gut mit Hilfe der Zielerreichungsskalierung (GAS, Goal Attainment Scaling) durchführen. Dabei handelt es sich um ein verbreitetes Verfahren zur individualisierten Therapieplanung und -evaluation, das unabhängig vom vorliegenden Störungsbild angewandt werden kann. Ein großer Vorteil dieses Verfahrens liegt in der konkreten Operationalisierung von Verbesserungen, aber auch Verschlechterungen in den beschriebenen Problemen und liefert somit klare Kriterien zur Bewertung des Therapieerfolgs zu jedem Zeitpunkt der Behandlung. Es wird gemeinsam mit dem Patienten erarbeitet und regelmäßig mit ihm gemeinsam durchgesehen, um den Verlauf und Erfolg der psychotherapeutischen Behandlung gemeinsam zu verfolgen. Gerade in Phasen, in denen die Behandlung stagniert, kann durch die Durchsicht der vom Patienten selbst formulierten Zielvorstellungen aktive Veränderungsmotivation gefördert werden (vgl. die Vorlage GAS im Anhang, S. 109). Für die Behandlung von Herrn H. könnte eine Skalierung der Zielerreichung für das Problem „Rückzug aus Freizeitaktivitäten" wie in Tabelle 8 dargestellt aussehen (siehe auch „Entwicklung langfristiger Perspektiven" in Kapitel 4.5).

Merke:

- Das Störungsmodell wird gemeinsam mit dem Patienten erarbeitet. Das Störungsmodell sollte für den Patienten vor dem Hintergrund seiner individuellen Lebens- und Lerngeschichte erkennbar machen, warum das kritische Ereignis für ihn belastend war und als Auslöser der aktuellen Symptomatik fungiert hat. Wichtig ist, den Modellcharakter und die Vorläufigkeit des erarbeiteten Störungsmodells zu vermitteln.
- Unter einer Ressourcenperspektive wird die Belastungsreaktion positiv als Versuch einer Problemlösung verstanden. Kompetenzen und Ressourcen die in früheren Lebensphasen bei der Bewältigung schwieriger Situationen geholfen haben, werden hervorgehoben.
- Die Erarbeitung kann sich besonders bei einem somatischen Krankheitsverständnis über mehrere Therapiestunden hinziehen, was sich jedoch in der Regel durch eine höhere Therapiemotivation und eine bessere Compliance auszahlt.
- Therapieziele sollten gemeinsam mit dem Patienten konkret formuliert und regelmäßig überprüft werden. Die Akzeptanz für die therapeutischen Maßnahmen ist umso höher, je plausibler sie sich aus dem Störungsmodell ableiten lassen.

Tabelle 8: Zielerreichungsskalierung „Freizeitaktivitäten" – Fall Herr H.

Problem Nr.: 3 **Problembezeichnung: Rückzug aus Freizeitaktivitäten**		
+4	In welchem Erleben und Verhalten würde sich das Problem zeigen, wenn es um vier Punkte weniger schlimm würde?	Regelmäßiger Besuch des Fußballtrainings, anschließendes Zusammensitzen mit Vereinskollegen. Aktive Teilnahme an Veranstaltungen des Vereins oder Veranstaltungen im Wohnort ein- bis zweimal im Monat. Einmal pro Woche explizite Verabredung mit Ehefrau, einmal pro Woche Freizeitaktivität mit den Kindern (z. B. Schwimmbadbesuch). Wiederaufnahme des regelmäßigen Saunabesuchs (einmal im Monat) mit Freund.
+3	In welchem Erleben und Verhalten würde sich das Problem zeigen, wenn es um drei Punkte weniger schlimm würde?	Regelmäßiger Besuch des Fußballtrainings. Aktive Teilnahme an Veranstaltungen des Vereins oder Veranstaltungen im Wohnort mind. einmal in zwei Monaten. Einmal pro Woche explizite Verabredung mit Ehefrau oder den Kindern. Wiederaufnahme des regelmäßigen Saunabesuchs (einmal im Monat) mit Freund. Weiterhin ca. einmal im Monat am Wochenende ein Spaziergang/eine Wanderung mit der Familie.
+2	In welchem Erleben und Verhalten würde sich das Problem zeigen, wenn es um zwei Punkte weniger schlimm würde?	Zweimal im Monat explizite Verabredung mit Ehefrau, zweimal pro Monat Freizeitaktivität mit den Kindern (z.B. Schwimmbadbesuch). Wiederaufnahme des regelmäßigen Saunabesuchs (einmal im Monat) mit Freund. Weiterhin ca. einmal im Monat am Wochenende ein Spaziergang/eine Wanderung mit der Familie.
+1	In welchem Erleben und Verhalten würde sich das Problem zeigen, wenn es um einen Punkt weniger schlimm würde?	Einmal im Monat explizite Verabredung mit Ehefrau, einmal pro Woche Freizeitaktivität mit den Kindern (z. B. Schwimmbadbesuch). Weiterhin ca. einmal im Monat am Wochenende ein Spaziergang/eine Wanderung mit der Familie.
0	In welchem Erleben und Verhalten zeigt sich das Problem im Moment?	Keine Freizeitaktivitäten außer Haus mehr unter der Woche, zu Hause einzige Freizeitaktivität Zeitung lesen. Ca. einmal im Monat am Wochenende ein Spaziergang/eine Wanderung mit der Familie.
–1	In welchem Erleben und Verhalten würde sich das Problem zeigen, wenn es um einen Punkt schlechter würde?	Weniger als viermal pro Woche Zeitung lesen, weniger als einmal im Monat ein Spaziergang/eine Wanderung mit der Familie. Arbeit in oder für die Bank z. T. auch am Wochenende.
–2	In welchem Erleben und Verhalten würde sich das Problem zeigen, wenn es um zwei Punkte schlechter würde?	Arbeit in der oder für die Bank auch am gesamten Wochenende, Zeitung lesen entfällt wegen Müdigkeit und Unlust auch unter der Woche. Keinerlei Aktivitäten mit der Familie.

4.4 Bearbeitung der Symptome

Bei der Symptomreduktion lassen sich eine Reihe von hilfreichen Strategien benennen, die allesamt nicht spezifisch für die Therapie von Anpassungsstörungen sind. Alle bewährten Strategien aus der Depressions- und Angstbehandlung sind bei entsprechender Symptomatik indiziert. Dabei ist bei den Anpassungsstörungen immer die häufig günstige Prognose der Störung zu bedenken und im Zweifelsfall zu prüfen, ob eine abwartende und weniger intensive therapeutische Strategie gerechtfertigt ist. Die Maßnahmen werden nach übergreifenden Strategien und symptombezogenen Strategien gegliedert (vgl. Tab. 9).

Strategien aus Depressions- und Angstbehandlung

Tabelle 9: Maßnahmen zur Symptomreduktion

Übergreifende Strategien	– Modifikation des Stressors oder seiner Auswirkungen (falls möglich) – Kriseninterventionen und Verringerung der Suizidalität – Ressourcenaktivierung – Erarbeitung von Problemlösestrategien – Erarbeitung von Strategien zur Modifikation missbräuchlichen Suchtmittel- oder Medikamentenkonsums – Vermittlung imaginativer Stabilisierungstechniken – Einführung eines wohlwollenden inneren Begleiters
a) bei längerer depressiver Reaktion	– Aufbau positiver Aktivitäten – Förderung unterstützender Sozialkontakte – Modifikation dysfunktionaler Kognitionen – Interpersonelle Psychotherapie: Problembereiche Trauer, Rollenwechsel und Übergänge, interpersonelle Konflikte und Auseinandersetzungen
b) bei Angst und depressive Reaktion gemischt	siehe (a) plus – Schrittweise Konfrontation mit vermiedenen Situationen – Vermittlung eines Entspannungsverfahrens
c) bei Anpassungsstörung mit vorwiegender Beeinträchtigung von anderen Gefühlen	– Förderung eines funktionaleren Umgangs mit Affekten – Weisheitstherapie: Methode der unlösbaren Probleme
d) bei Anpassungsstörung mit vorwiegender Störung des Sozialverhaltens	– Förderung eines funktionaleren Umgangs mit Affekten – Training sozialer Kompetenzen

4.4.1 Übergreifende Strategien

Modifikation des Stressors oder seiner Auswirkungen

Anpassungsstörungen können nach der Einwirkung eines Stressors oder aber auch bei chronischen Stressoren wie z. B. der Belastung durch einen pflegebedürftigen Elternteil, eine eigene chronisch körperliche Erkrankung oder einen chronischen Partnerschaftskonflikt auftreten. Dauert die Stressorwirkung an, sollte geprüft werden, ob die Möglichkeit besteht, die Stressorwirkung direkt zu verändern: In Bezug auf oben genannte Beispiele wäre denkbar, andere Personen in die Betreuung des pflegebedürftigen Elternteils zu involvieren, die Auswirkungen einer chronischen körperlichen Krankheit am Arbeitsplatz durch Inanspruchnahme von Leistungen des Integrationsfachdienstes zu lindern oder, im Fall des chronifizierten Partnerschaftskonfliktes, eine Paarberatung anzuregen. Zur Erarbeitung solcher konkreten Möglichkeiten mit dem betroffenen Patienten bieten sich Techniken wie Brainstorming an, oder auch die Überlegung, wie andere Personen (z. B. Freunde des Patienten) in vergleichbaren Lebenssituationen mit dem Stressor umgehen würden. Hilfreich kann auch die Bearbeitung der Frage sein, was der Patient tun müsse, um das Problem weiter zu verschärfen (Eskalation). Davon ausgehend lassen sich häufig auch Ideen in Richtung einer Verbesserung der gegenwärtigen Situation ableiten.

Andauernde Stressorwirkung direkt verändern

Verringerung der Suizidalität

Bei dem Verdacht auf akute Suizidalität ist ein Facharzt für Psychiatrie und Psychotherapie zu beteiligen, der dann auch über weitergehende Maßnahmen (Medikation, stationäre Unterbringung) mitentscheidet. Bei latenter Suizidalität ohne aktuellen Handlungsdruck ist es zunächst wichtig, Verständnis für die subjektiv empfundene Notlage zu zeigen und gleichzeitig deutlich der eigenen Sorge um den Patienten Ausdruck zu verleihen. Es kann sinnvoll sein, mit dem Patienten einen Non-Suizidvertrag abzuschließen. In ihm ist die Dauer der Gültigkeit festzuhalten (z. B. bis zur nächsten Therapiesitzung, bis zum Ende der psychotherapeutischen Behandlung), was der Patient bei gesteigertem Handlungsdruck unternimmt (z. B. Kontaktaufnahme mit Therapeut, Notfallambulanz), und ggf. auch die Rolle des behandelnden Therapeuten (z. B. Angebot eines Telefonats am selben Tag). Die Bearbeitung der Suizidalität hat Vorrang vor allen therapeutischen Schritten (siehe auch Kapitel 5).

Non-Suizidvertrag

Ressourcenaktivierung

Suche nach „verlorenen" Ressourcen

Im Rahmen der Ressourcenanalyse wird man beim Patienten sowohl auf Ressourcen stoßen, die ihm aktuell noch zugänglich sind, als auch auf solche, denen er sich in der aktuellen Lebenssituation fern fühlt. Hier wird exploriert, welche der verloren gegangenen Ressourcen erneut aktivierbar sind und der Weg dorthin in kleine, überschaubare Teilschritte unterteilt, die der Patient zwischen den Therapiesitzungen selbstständig gehen soll. Übungen zur Aktivierung von Ressourcen aus lösungsorientierter Perspektive finden sich in Schemmel und Schaller (2003).

„Gelöster Blick“. Patienten werden angeleitet, durch einen „gelösten Blick“ neue Ideen zur Lösung ihrer persönlichen Problemsituation zu bekommen. Dazu werden neun „Päckchen“ vorgestellt, aus denen der Patient sich Anregungen erarbeiten kann, die den folgenden Themen zugeordnet sind (Hesse, 2003):

Neue Ideen durch „gelösten Blick“

- Dankbarkeit,
- Gewohnte Muster durchbrechen,
- Das Gute am Schlechten,
- Umgang mit Leid und Rückschlägen (s. u.),
- Ausnahmen von Problemen,
- Fort-Schritte,
- Anerkennung und Austausch (s. u.),
- Ziele,
- Sich wundern.

Beispielhaft werden im folgenden Kasten die Anregungen für Patienten bezüglich des „Umgangs mit Leid und Rückschlägen“ dargestellt.

Ressourcengenerierende Ideen: Umgang mit Leid und Rückschlägen (aus Hesse, 2003)

- Angenommen, Sie leiden sehr stark und können kein Ende absehen, wie kommt es, dass es nicht noch schlimmer ist? Was genau tun Sie dafür, dass es sich nicht verschlimmert?
- Gemessen an dem Leid und den zu überwindenden Schwierigkeiten, was genau tun Sie alles dafür, dass es Ihnen ein klein wenig besser geht?
- Wie haben Sie es geschafft, dass es nicht noch schlimmer geworden ist?
- Was alles haben Sie bislang dafür getan, um mit dem Status quo zurecht zu kommen?
- Wie antworten Sie auf Ihr erlebtes Leid?
- Wie antworten Sie außerdem auf Ihr erlebtes Leid – damit Sie etwas besser damit umgehen können?
- Was sehen und hören andere Leute, wenn Sie mit Ihrem Leid etwas besser umgehen und es Ihnen etwas besser geht?
- Was ist der erste kleine Schritt in diese Richtung?
- Was genau tun Sie danach?
- Wie sehr können Sie z. B. Rückschläge als Rückmeldung für sich betrachten – und als Aufforderung, in Zukunft etwas anderes zu tun?

Ein weiteres Beispiel bieten die ressourcengenerierenden Ideen zum Thema „Anerkennung und Austausch“ (vgl. Kasten).

Ressourcengenerierende Ideen: Anerkennung und Austausch (modifiziert nach Hesse, 2003)
• Was genau verläuft in Ihrem Leben auf eine solche Art und Weise, so dass Sie es nicht ändern brauchen und es weiterhin so verlaufen kann, wie es verläuft? • Was genau tun Sie dafür, dass Ihr Leben weiterhin so verlaufen kann, wie Sie es wollen? • Welche Gefühle erleben Sie dann? • Welche Gefühle nehmen und welche Gefühle geben Ihnen Kraft und Selbstachtung? • Wie kraftvoll/zärtlich/humorvoll sind Sie dann sich selbst und anderen gegenüber? • Auf einer Skala von 0 bis 10: Wie anerkennend und freundschaftlich/achtsam und sorgend/zuversichtlich und ermutigend gehen sie mit sich/mit anderen um? • Was genau tun Sie, wenn Sie sich achten? • Was genau tun Sie, wenn Sie andere achten? • Was können andere Leute in dieser Situation von Ihnen hören und sehen?

„Trumpfkarten“. Bei der Verwendung von „Trumpfkarten“ geht es darum, die Patienten darin zu unterstützen, ihre Fähigkeiten, Bedürfnisse und Ressourcen bezogen auf auf „Trumpfkarten“ festgehaltenen Themen wahrzunehmen (Switek, 2003):

- Elternschaft (s. u.),
- Partnerschaft,
- Arbeit und Beruf,
- Glaube,
- Freizeit,
- Wertvorstellungen,
- Bewältigung von Lebensproblemen,
- Erfolge,
- Geschlechtsrolle,
- Wille und Widerstand gegen Versuchungen,
- Körper und Gesundheit,
- Verhaltens- und Impulskontrolle,
- Offenes Thema – zur individuellen Anpassung an die Bedürfnisse des Patienten.

Auf diesen Karten finden sich Fragen, mit denen der Themenbereich zu einer Zeit, in der der Patient zufrieden mit diesem Themenbereich war, genau exploriert wird. Es geht also in einem ersten Schritt darum, den Blick des Patienten für gut funktionierende Lebensbereiche oder für Zeiten, in denen es gut funktionierende Lebensbereiche gab, zu schärfen. In einem zweiten Schritt kommen „Änderungskarten" zum Einsatz, auf denen Strategien aufgeführt sind, um sich in den ausgewählten Themen der „Trumpfkarten" den persönlichen Zielen wieder anzunähern. Beispielhaft ist im folgenden Kasten eine Trumpfkarte dargestellt.

Blick für gut funktionierende Bereiche schärfen

Trumpfkarte 1: Elternschaft (nach Switek, 2003)

Versuchen Sie, sich an Zeiten und Situationen zu erinnern, in denen Sie zufrieden damit waren, wie Sie sich als Mutter oder Vater verhalten haben. Denken Sie weiter an Zeiten, in denen auch Ihre Kinder mit Ihrem Verhalten als Vater oder Mutter zufrieden waren. Natürlich ist niemand perfekt. Aber wenn Sie in 10 bis 20 Jahren von Ihren Kindern hören möchten, dass Sie ihnen eine gute Mutter oder Vater waren, dann nutzen Sie diese Trumpfkarte und füllen Sie die folgenden Zeilen auf der Grundlage Ihrer persönlichen Erfahrungen aus – auf der Suche danach, was es für Sie bedeutet, sich als Mutter oder Vater positiv weiterzuentwickeln.

1. Woran erkennen Sie, dass Sie wie eine gute Mutter oder ein guter Vater handeln? Geben Sie Beispiele für Ihr Verhalten!
2. Beschreiben Sie einige konkrete Situationen, in denen Sie sich (zumindest ein wenig) so verhalten haben, wie Sie es oben beschrieben haben – Gelegenheiten, bei denen Sie eine gute Mutter oder ein guter Vater waren!
3. Versuchen Sie, auf der Grundlage der obigen Beispiele und anderer, die Sie evtl. noch im Kopf haben, die folgenden Fragen zu beantworten. Wie konnten Sie zum Gelingen dieser Situationen beitragen? Welche Fähigkeiten, welche persönlichen Eigenschaften haben Sie, die Ihnen dabei helfen, eine gute Mutter oder ein guter Vater zu sein? Falls nötig, bitten Sie jemanden beim Beantworten der Fragen um Hilfe!
   Was konnte ich tun?
   Welche Fähigkeiten habe ich in der Situation gezeigt?
   Welche persönlichen Eigenschaften habe ich gezeigt?
   Was habe ich erreicht?
4. Was war für dieses Verhalten nützlich und hilfreich?
   In Ihnen selbst (internale Faktoren)
   Außerhalb von Ihnen (externale Faktoren)
5. Schätzen Sie Ihren aktuellen Stand in diesem Lebensbereich auf einer Skale von 1 bis 10 ein. 1 bedeutet *„Zurzeit verhalte ich mich ganz selten wie eine gute Mutter bzw. wie ein guter Vater."* und 10 bedeutet *„Zurzeit verhalte ich mich sehr häufig wie eine gute Mutter bzw. wie ein guter Vater."*

1 / 2 / 3 / 4 / 5 / 6 / 7 / 8 / 9 / 10

Erarbeitung von Problemlösestrategien

Gefühl fehlender Kontrolle

Anpassungsstörungen können mit einem Gefühl fehlender Kontrolle über einzelne Lebensbereiche einhergehen, das im ungünstigen Fall auch auf andere Bereiche generalisiert werden kann. Hier kann es wichtig sein, anhand konkreter Einzelprobleme dem Patienten allgemeine Strategien zur Problemlösung an die Hand zu geben, um diesem Gefühl fehlender Kontrolle entgegen zu wirken (vgl. Kasten).

Allgemeines Problemlöseschema

1. Was genau ist das Problem (Problemdefinition)?
2. Wie sieht es im Moment aus (Ist-Zustand)?
3. Wie wünsche ich mir den Soll-Zustand?
4. Welche Schwierigkeiten stehen dem Soll-Zustand aktuell entgegen?
5. Welche Lösungen wären zur Bewältigung der einzelnen Schwierigkeiten denkbar (Brainstorming)?
6. Welche der Lösungsideen sind umsetzbar?
7. Auswahl von Lösungen
8. Umsetzung der Lösungsschritte
9. Ist der Soll-Zustand in zufriedenstellendem Ausmaß erreicht (Evaluation)? Falls nein: zurück zu (1).

Strategien bei missbräuchlichen Suchtmittel- oder Medikamentenkonsum

Suchtmittelprotokolle

Vermehrter Alkohol- und/oder Nikotinkonsum oder auch Selbstmedikation (z. B. Benzodiazepine) müssen problematisiert werden. Bei Hinweisen ist der Patient über die kurz- und langfristigen Folgen eventuell bestehender kritischer Konsummuster aufzuklären. Er sollte zunächst durch das regelmäßige Führen entsprechender Protokolle konkrete Informationen über seinen gegenwärtigen Substanzkonsum (Zeitpunkt, Menge, Ort, Situation, Gedanken und Gefühle vorher, Gedanken und Gefühle nachher) sammeln. Therapeutisch können die Protokolle genutzt werden zur Analyse von externen und internen Auslösern und erwünschten positiven Konsequenzen des Konsums, um in einem weiteren Schritt Alternativstrategien erarbeiten und erproben zu können.

Substanzabhängigkeit vorrangig behandeln

Eine ausführliche Exploration muss differenzialdiagnostisch das Vorliegen einer Abhängigkeit klären, die gegebenenfalls in eine veränderte Behandlungsplanung mündet. Beim Verdacht eines missbräuchlichen Konsums von Medikamenten, die von mitbehandelnden ärztlichen Kollegen verschrieben werden, ist eine Kontaktaufnahme und gemeinsam zu vereinbarende Behandlungslinie von entscheidender Bedeutung (Kröger & Lohmann, 2007; Lindenmeyer, 2005).

Vermittlung imaginativer Stabilisierungstechniken

Imaginative Stabilisierungstechniken kommen aus dem Bereich der Therapie von Traumafolgestörungen, sind jedoch auch bei Anpassungsstörungen sinnvoll und hilfreich. Der „innere sichere Ort", der auch als „innerer Wohlfühlort" eingeführt werden kann, stellt eine Möglichkeit für den Patienten dar, sich immer wieder eine Oase des Wohlfühlens und der Pause vor seinen individuellen Belastungen zu verschaffen – was häufig auch mit dem Erleben einer größeren Kontrolle über das eigene Befinden einhergeht. Die Tresorübung ist dann indiziert, wenn sich Patienten durch wiederkehrende Erinnerungen an den der Anpassungsstörung vorausgehenden Stressor belastet fühlen; gefördert werden aktive Phasen der Beschäftigung mit dem Ereignis, die abgetrennt sind von Phasen, in denen die Erinnerungen nicht im Vordergrund stehen. Dabei ist die Tresorübung nicht als eine angeleitete Form der Vermeidung zu verstehen, sondern als Förderung der Selbstkontrolle des Patienten. Beide Übungen können (bei Schwierigkeiten des Patienten bei der Produktion von inneren Bildern), müssen aber nicht in einem Gespräch vorbereitet werden, in dem sich der Patient vorab einen „inneren sicheren Ort" bzw. einen „Tresor" überlegt. Wichtig erscheint generell der Hinweis, dass Imaginieren etwas ist, was man üben muss, was möglicherweise erst nach mehrmaligen Versuchen und auch dann nicht immer gelingt. Hilfreich kann bei Personen, die Schwierigkeiten mit der bildlichen Vorstellung haben, auch der Hinweis sein, dass eine rein gedankliche Vorstellung, auch ohne innere Bilder, ausreichend sein kann. Beiden Übungen sollte eine kurze Entspannungsinstruktion vorangestellt sein, verbunden mit der Einladung, die Augen zu schließen (vgl. die beiden folgenden Kästen).

Tresorübung und der „Innere sichere Ort"

Imaginieren muss man üben

Übung des inneren sicheren Ortes (aus Reddemann, 2005)

Und nun möchte ich Sie einladen, die Übung des inneren sicheren Ortes kennenzulernen …

Dieser Ort kann auf der Erde sein, er muss es aber durchaus nicht. Er kann auch außerhalb der Erde sein … Lassen Sie Gedanken oder Vorstellungen oder Bilder aufsteigen von einem Ort, an dem Sie sich ganz wohl und geborgen fühlen. Und geben Sie diesem Ort eine Begrenzung Ihrer Wahl, die so beschaffen ist, dass nur Sie bestimmen können, welche Lebewesen an diesem Ort, Ihrem Ort, sein sollen, sein dürfen. Sie können natürlich Lebewesen, die Sie gerne an diesem Ort haben wollen, einladen. Wenn möglich, rate ich Ihnen, keine Menschen einzuladen, aber vielleicht liebevolle Begleiter oder Helfer, Wesen, die Ihnen Unterstützung und Liebe geben.

Prüfen Sie, ob Sie sich dort mit allen Ihren Sinnen wohlfühlen. Prüfen Sie zuerst, ob das, was Ihre Augen wahrnehmen, angenehm ist für die Augen. Wenn es noch etwas geben sollte, was Ihnen nicht gefällt, dann verändern Sie es … Nun überprüfen Sie bitte, ob das, was Sie hören, für Ihre Ohren angenehm ist … Wenn nicht, verändern Sie es bitte so, dass alles, was Ihre Ohren wahrnehmen, angenehm ist. Ist die Temperatur angenehm? Wenn nicht, so können Sie sie jetzt verändern. Kann Ihr Körper sich so bewegen, dass Sie sich damit ganz wohlfühlen, und können Sie jede Haltung einnehmen, in der Sie sich wohlfühlen? … Wenn noch etwas fehlt, verändern Sie alles so, bis es ganz stimmig für Sie ist … Sind die Gerüche, die Sie wahrnehmen, angenehm? … Auch sie können Sie verändern, sodass Sie sich ganz wohl damit fühlen …

Wenn Sie nun spüren können, dass Sie sich ganz und gar wohlfühlen an Ihrem inneren Ort, dann können Sie mit sich eine Körpergeste vereinbaren. Und diese kleine Geste können Sie in Zukunft ausführen und sie wird Ihnen helfen, dass Sie diesen Ort ganz rasch wieder in der Vorstellung haben. Und wenn Sie das möchten, können Sie diese Geste jetzt ausführen …

Um die Übung zu beenden, können Sie wieder Ihre Körpergrenzen wahrnehmen und den Kontakt des Körpers mit dem Boden achtsam registrieren. Danach kommen Sie dann mit der Aufmerksamkeit zurück in den Raum.

Zur Vertiefung des Erlebens des „inneren sicheren Ortes“ kann man den Patienten zudem dazu anregen, seinen Ort zu malen.

Der innere Tresor
(modifiziert nach L. Besser in Anlehnung an Huber, 1995)

Stellen Sie sich bitte ein Aufbewahrungsbehältnis für unangenehme oder belastende Erinnerungen, Filmsequenzen oder Bilder vor. Das kann ein Behältnis verschiedenster Art sein, z. B. ein Tresor, ein Safe, eine sichere Kiste, Truhe, Container, eine Kammer oder auch ein magisches Verließ, wie z. B. ein „Sesam-schließe-Dich-Berg“.
Lassen Sie sich Zeit, einen solchen fest verschließbaren und nur von Ihnen selbst zu öffnenden und jederzeit verschließbaren sogenannten „Tresor“ irgendwo zu finden und sich genau vorzustellen …

- Wo befindet er sich? …
- Wie groß ist er? …
- Aus welchem Material besteht er? …
- Welche Form hat er? …
- Wie ist die Oberfläche? …
- Welche Farbe hat er? …
- Wie ist der Schließmechanismus? Machen Sie sich ein genaues Bild von dem Öffnungs- und Verschlussmechanismus, dessen Technik

(Schlüssel, Zahlenkombination, Stellrad, magische Formel usw.) nur Sie allein kennen …

Wenn Sie eine genaue Vorstellung von diesem Behälter/„Tresor“ und seiner sicheren Verschließbarkeit haben, erproben Sie ein paar Mal das Schließen und Öffnen …

Experimentieren Sie jetzt zuerst mit einem neutralen Bild und dann mit einem unangenehmen Bild, das sie in den Tresor einschließen … (1 bis 3 Minuten).

Vereinbaren Sie jetzt mit sich selbst zusätzlich ein körperliches und gut spürbares Signal (Anspannung irgendwelcher Muskel, z. B. Faustschluss, Händedruck, Anspannung der Fußmuskulatur usw.), das Sie immer benutzen können, um sich daran zu erinnern, wie sich etwas in den Tresor einschließen lässt.

Führen Sie jetzt das Zeichen auch aus, damit sich Ihr Körper zukünftig daran erinnert, wie (gut) es sich anfühlt, wenn für Sie unangenehme Erinnerungen sicher verschlossen sind …

Spüren Sie, wie gut es Ihnen tut, Ruhe davor zu haben …

Kommen Sie jetzt bitte mit Ihrer ganzen Aufmerksamkeit nach und nach wieder hierher zurück in den Raum.

Einführung eines „wohlwollenden inneren Begleiters“

Der „wohlwollende innere Begleiter“ ist eine in unterschiedlichen therapeutischen Kontexten (Aufbau von Selbstwertgefühl, Behandlung von Traumafolgestörungen) eingesetzte Intervention, die sich bei Patienten mit Anpassungsstörungen besonders dann eignet, wenn die Beschäftigung des Patienten mit dem Stressor und den Folgen des Stressors mit selbstabwertenden oder schuldhaften Selbstverbalisationen einhergeht (Potreck-Rose & Jacob, 2004; Reddemann, 2005). Die Grundidee ist es, gemeinsam mit dem Patienten eine nicht real existierende Person/ein nicht real existierendes Wesen einzuführen und namentlich zu benennen, mit dem der Patient in Interaktion treten kann. Dabei ist dieser „wohlwollende innere Begleiter“ als Externalisierung des Persönlichkeitsanteils des Patienten zu verstehen und gegenüber dem Patienten auch so zu benennen, der liebevoll und nicht kritisch auf den Patienten schaut. Der Kontakt des Patienten mit seinem „wohlwollenden inneren Begleiter“ kann durch vielfältige Übungen gefördert werden. Als Beispiele seien ein abendliches Zwiegespräch oder das in Kontakttreten mit ihm in gewöhnlichen/kniffligen Alltagssituationen genannt: „Was würde mir … (Name des wohlwollenden inneren Begleiters) jetzt sagen?“

Sich selbst wohlwollend betrachten

Merke:

- Akute Suizidalität und das Vorliegen chronischer Stressoren haben Vorrang vor allen therapeutischen Schritten. Bei Verdacht auf akute Suizidalität ist ein Facharzt zu beteiligen. Bei chronischen Stressoren muss geprüft werden, ob eine Möglichkeit der direkten Einflussnahme besteht.
- Im Rahmen der Ressourcenanalyse wird man beim Patienten sowohl auf aktuell zugängliche Ressourcen stoßen, wie auch auf solche, denen er sich in der aktuellen Lebenssituation fern fühlt. Hier wird exploriert, welche Ressourcen erneut aktivierbar sind.
- Anpassungsstörungen können mit einem Gefühl fehlender Kontrolle über einzelne Lebensbereiche einhergehen, das im ungünstigen Fall generalisiert. Um diesem Gefühl entgegen zu wirken, werden allgemeine Strategien zur Problemlösung vermittelt.
- Vermehrter Alkohol- und/oder Nikotinkonsum oder auch Selbstmedikation müssen problematisiert und bearbeitet werden. Hier ist eine Aufklärung über kurz- und langfristigen Folgen kritischer Konsummuster sowie das Führen entsprechender Protokolle indiziert.
- Fühlt sich der Patient von wiederkehrenden Erinnerungen an das kritische Ereignis belastet, kann die Vermittlung imaginativer Stabilisierungstechniken wie die Tresorübung und die Übung des „inneren sicheren Orts" hilfreich sein.
- Geht die Beschäftigung mit dem Stressor und seinen Folgen mit selbstabwertenden oder schuldhaften Selbstverbalisationen einher, ist das Einführen eines „wohlwollenden inneren Begleiters" sinnvoll.

4.4.2 Symptombezogene Strategien

4.4.2.1 Strategien bei längerer depressiver Reaktion

Bausteine aus der KVT bei Depressionen

Bei Anpassungsstörungen mit depressiv getönter Symptomatik kann auf bewährte Interventionsbausteine (Aufbau positiver Aktivitäten, Veränderung von Kognitionen, Verbesserung sozialer Fertigkeiten) aus der kognitiven Verhaltenstherapie bei Depressionen zurückgegriffen werden (siehe Hautzinger & de Jong-Meyer, 2003). Den genannten Interventionen liegt die Annahme zugrunde, dass depressive Symptomatik als Zusammenspiel zwischen Denken, Fühlen und Handeln durch therapeutische Maßnahmen, die auf eine Veränderung des Handelns (z. B. Aufbau positiver Aktivitäten) oder eine Veränderung des Denkens (z. B. Veränderung von Kognitionen) zielen, positiv beeinflusst werden kann. Diese Grundidee der Behandlung depressiver Symptomatik kann Patienten durch die Abbildungen „Teufelskreis depressiver Symptomatik" und „Wege aus dem Teufelskreis" (vgl. Abb. 6) vermittelt werden.

Da es sich bei Anpassungsstörungen definitionsgemäß um nicht chronifizierte Störungsbilder handelt, sollte der Aufbau positiver Aktivitäten, die

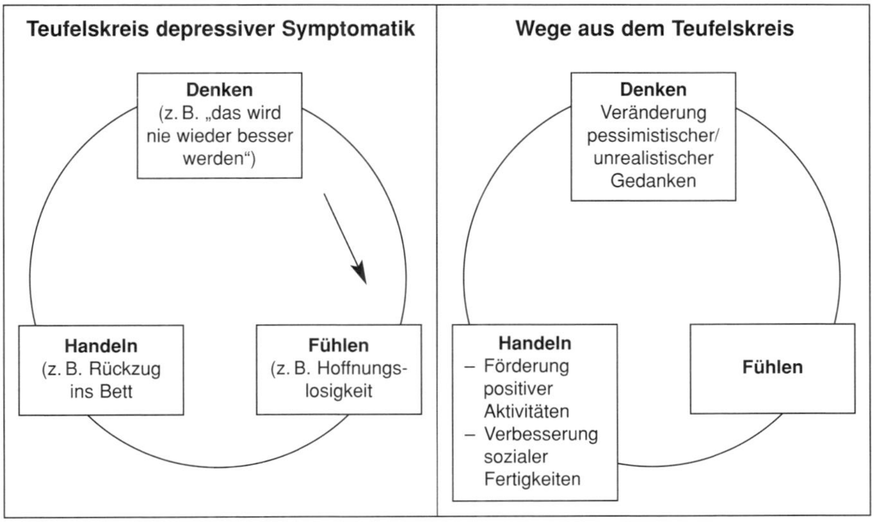

Abbildung 6: Teufelskreis depressiver Symptomatik und psychotherapeutische Ansatzpunkte

Veränderung dysfunktionaler Kognitionen sowie die Verbesserung sozialer Fertigkeiten bei den meisten Patienten keine größeren Schwierigkeiten bereiten. Eine Ausnahme kann die Patientengruppe der chronisch körperlich Kranken darstellen, da ihnen aufgrund ihres somatischen Krankheitsverständnisses die Plausibilität dieser Intervention nicht zugänglich sein könnte. Besonders bei dieser Patientengruppe ist es wichtig, zunächst durch die Erarbeitung eines Störungsmodells, das auch psychologische Faktoren bei der Entstehung und Aufrechterhaltung ihrer Symptomatik berücksichtigt, Verständnis und Akzeptanz für diese Therapiebausteine zu vermitteln.

Interventionen durch das Störungsmodell plausibel machen

Aufbau positiver Aktivitäten. Zunächst geht es um die Erfassung des *Ist-Zustands.* Dazu wird der Patient gebeten, einen Wochenplan zu führen. In diesen Plan sind möglichst zeitnah Ereignisse und Aktivitäten einzutragen sowie die Stimmung in jeder Stunde 5 Stufen von sehr gut (++) bis sehr schlecht (– –) zu bewerten. Wochenpläne von Patienten mit depressiver Symptomatik zeigen in der Regel entweder ein generell niedriges Aktivitätsniveau oder sie weisen „vollgestopfte Tage“ mit vor allem unangenehmen Aktivitäten auf. Bei der Besprechung des Wochenplans mit dem Patienten kann der Zusammenhang zwischen Handeln und Fühlen herausgearbeitet werden (z. B. Passivität und Rückzug führen zu schlechter Stimmung).

Zusammenhang zwischen Handeln und Fühlen erarbeiten

Der zweite Schritt besteht in der Erarbeitung eines *Soll-Zustandes,* bei dem der Anteil angenehmer, die Stimmung positiv beeinflussender Aktivitäten im Vergleich zum Ist-Zustand erhöht ist. Der Wochenplan dient jetzt der Strukturierung der Tage im Voraus, mit dem Ziel, dass neben den „Pflichten des Alltags“ (ggf. ist hier eine Priorisierung der vom Patienten als

Durchführbarkeit beachten

dringlich wahrgenommenen Pflichten erforderlich) auch bewusst positive Aktivitäten bei der Planung berücksichtigt werden. Dabei ist auf ein Vorgehen in kleinen Schritten zu achten: Es ist besser, der Patient plant wenige, kleine positive Aktivitäten, die er auch tatsächlich durchführen kann, als das er den Misserfolg eines zwar „idealen", aber für ihn nicht realisierbaren Wochenplans erlebt. Falls es dem Patienten Schwierigkeiten bereitet, für sich positive Aktivitäten zu benennen, kann auf die „Liste angenehmer Ereignisse" zurückgegriffen werden (siehe Hautzinger & de Jong-Meyer, 2003).

Visualisierung durch das „Soziale Atom"

Förderung unterstützender Sozialkontakte. Bei Anpassungsstörungen mit depressiver Symptomatik ist häufig eine Konzentration auf den Aspekt der Förderung unterstützender Sozialkontakte möglich. Um sich einen Überblick über die Gesamtheit der für den Patienten relevanten Beziehungen zu seinen Bezugspersonen (Verwandte, Freunde, Bekannte, Kollegen) verschaffen zu können, kann auf eine Methode aus dem Psychodrama zurückgegriffen werden. Das „Soziale Atom" stellt eine Möglichkeit dar, das soziale Netz des Patienten sowie die Qualität der Beziehungen des Patienten zu visualisieren (vgl. Kasten).

Soziales Atom: Anleitung zur Erstellung (modifiziert nach Ameln, Gerstmann & Kramer, 2005)

1. Der Patient wird angeleitet, in die Mitte eines größeren Papierbogens ein Symbol für sich selbst zu zeichnen. Dabei steht üblicherweise ein Dreieck für einen Mann und ein Kreis für eine Frau.
2. Um dieses Symbol herum ordnet der Patient dann seine Bezugspersonen an, wobei die Entfernung der Bezugsperson-Symbole zum eigenen Symbol emotionale Nähe bzw. emotionale Distanz ausdrücken soll.
3. Entsprechend der Qualität der jeweiligen Beziehung soll der Patient sein eigenes Symbol nun mit den Symbolen der anderen Personen durch Linien verbinden: durchgezogene Linien stehen für positiv erlebte, gestrichelte Linien für negativ erlebte Beziehungen. Die Stärke der Linie kann die Stärke der Emotion ausdrücken.
4. Fakultativ kann nicht nur die Beziehung des Patienten zu seinen Bezugspersonen berücksichtigt werden, sondern mit einer zweiten Linie auch die vom Patienten wahrgenommene reziproke Beziehung der einzelnen Bezugspersonen zu ihm.

Erkennen von Möglichkeiten im sozialen Netz

Diese Visualisierung kann auch genutzt werden, um Möglichkeiten für eine Verbesserung zu erkennen:

1. Verfügt der Patient über ein ausreichend großes soziales Netz? Falls nein, benötigt er ggf. Unterstützung beim Aufbau und der Aufrechterhaltung von Kontakten.

2. Gibt es Schwierigkeiten in der Interaktion mit wichtigen Personen seines sozialen Netzes? Falls ja, benötigt er ggf. Hilfestellungen bezüglich der Gestaltung partnerschaftlicher Gespräche sowie zu Möglichkeiten partnerschaftlicher Konfliktlösung. Die Vermittlung von Techniken wie Aktives Zuhören oder Paraphrasieren kann hilfreich sein. Der Einsatz von Rollenspielen ist in dieser therapeutischen Phase nahezu unerlässlich.
3. Verfügt der Patient über ein ausreichend großes und tragfähiges soziales Netz, dessen Unterstützung er dennoch nicht in Anspruch nimmt? Falls ja, geht es um Erarbeitung und Modifikation von Kognitionen, die der Inanspruchnahme im Wege stehen (s. u., Modifikation dysfunktionaler Kognitionen).

Stabilisierung des sozialen Netzes

Modifikation dysfunktionaler Kognitionen. Das Ansetzen auf der kognitiven Ebene zur Beeinflussung depressiver Symptomatik erfordert mehr Vorarbeit

Tabelle 10: Gedankliche Verzerrungen (nach Hautzinger & de Jong-Meyer, 2003)

Alles-oder-nichts-Denken	Ist eine Leistung nicht perfekt, so fühlt sich eine betroffene Person als vollkommener Versager.
Übertreibende Verallgemeinerungen	Ein einzelnes negatives Ereignis wird als Beispiel einer ganzen Serie von Niederlagen angesehen.
Geistiger Filter	Ein einzelnes negatives Detail wird herausgegriffen, so dass das gesamte Wirklichkeitsbild dadurch getrübt wird.
Abwehr des Positiven	Positive Erfahrungen werden zurückgewiesen, als würden sie „nicht zählen“. Auf diese Weise werden negative Grundüberzeugungen aufrechterhalten, auch wenn sie im Gegensatz zu alltäglichen positiven Erfahrungen stehen.
Voreilige Schlussfolgerungen	Negative Interpretationen werden vorgenommen, auch wenn keine unumstößlichen Tatsachen vorliegen, die diese Schlussfolgerungen belegen.
Über- und Untertreibung	Die Wichtigkeit bestimmter Dinge (z. B. ein eigener Fehler) wird überschätzt oder andere Aspekte werden extrem unterbewertet (z. B. eigene Fähigkeiten).
Emotionale Beweisführung	Es wird angenommen, dass die negativen Gefühle genau das ausdrücken, was wirklich geschieht („Ich fühle es, also muss es wahr sein.“).
Wunschaussagen	Es wird versucht, sich mit Aussagen wie „man sollte (nicht)“, „man muss“, zu motivieren; der Druck solcher Anforderungen führt jedoch eher zu Resignation als zu Ansporn.
Etikettierungen	Besonders übertriebene Form der Verallgemeinerung („Ich bin ein ewiger Verlierer“).
Dinge persönlich nehmen	Es wird sich für ein negatives Ereignis verantwortlich gefühlt, obwohl eine solche Verantwortung nicht vorliegt.

Kognitionskonzept erläutern

als die Erhöhung positiver Aktivitäten. Eine ausführliche Erläuterung, was Kognitionen sind und welchen Einfluss sie auf das Erleben und Verhalten haben, muss für den Patienten nachvollziehbar vorausgehen. Für eine ausführliche Darstellung sei auf Hautzinger und de Jong-Meyer (2003) verwiesen.

Gedankliche Verzerrungen

Depressive Symptomatik zeigt sich in einer häufig verzerrten Bewertung von Ereignissen und Erlebnissen; Tabelle 10 gibt einen Überblick über häufige Typen gedanklicher Verzerrungen, und kann gemeinsam mit dem Patienten besprochen werden. Hilfreich ist eine Veranschaulichung einiger Verzerrungen anhand eigener Beispiele des Patienten.

Einsatz von Spaltenprotokollen

Sensibilisiert für die Rolle der Gedanken im depressiven Erleben kann der Patient in einem weiteren Schritt dazu angeleitet werden, seine Gedanken zu protokollieren. Oftmals erleben Patienten ihr Denken als „Automatismus", als etwas, was sie selbst nicht beeinflussen können. Das Tagesprotokoll negativer Gedanken (vgl. Anhang, S. 110) kann ihnen als Hilfsmittel angeboten werden, mit dem sie lernen können, selbst Alternativen zu dysfunktionalen (weil stimmungsverschlechternden) Gedanken zu finden. Nach fortgesetzter Bearbeitung dieser Gedankenprotokolle kristallisieren sich häufig spezifische dysfunktionale kognitive Muster (Grundannahmen) heraus, die therapeutisch mit den untenstehenden Methoden bearbeitet werden können (vgl. Kasten).

Methoden zur Änderung kognitiver Muster
(Hautzinger & de Jong-Meyer, 2003)

- Überprüfung und Realitätstestung.
- Experimentieren.
- Reattribuierung.
- Kognitives Neubenennen.
- Alternativen finden.
- Rollentausch.
- Kriterien prüfen.
- Was-ist-wenn-Technik.
- Übertreiben.
- Entkatastrophisieren.

Interpersonelle Therapie

Die Prinzipien der Interpersonellen Therapie (IPT) können bei Anpassungsstörungen eine sinnvolle Ergänzung darstellen, da sie auf das zwischenmenschliche Umfeld sowie die Einflüsse dieses Umfelds auf die depressive Symptomatik fokussiert. In der diagnostischen Phase werden diejenigen interpersonellen Beziehungsmuster identifiziert, die dann in der Therapiephase bearbeitet werden. Für vier typische Problembereiche hält die IPT Ziele und spezifische Strategien bereit, wobei die Problembereiche Trauer,

Rollenwechsel und Übergänge sowie interpersonelle Konflikte und Auseinandersetzungen besonders relevant für die Symptomatik von Anpassungsstörungen sein können (vgl. Tab. 11).

Tabelle 11: Ziele und Strategien der IPT in der mittleren Therapiephase (nach Schramm, 1996)

Problembereich Trauer	
Ziele	**Strategien**
1. Den Trauerprozess fördern. 2. Dem Patienten helfen, Interessen und Beziehungen wieder aufzubauen, um den Verlust zu überwinden.	1. Symptome besprechen. 2. Den Beginn der Symptomentwicklung in Bezug zum Tod der Bezugsperson setzen. 3. Die Beziehung des Patienten zu dem Verstorbenen rekonstruieren. 4. Die Abfolge und Reihenfolge der Ereignisse kurz vor, während und nach dem Tod beschreiben lassen. 5. Damit verbundene Gefühle (sowohl positive als auch negative) explorieren. 6. Möglichkeiten finden, auf andere Menschen zuzugehen.
Problembereich Rollenwechsel und Übergänge	
Ziele	**Strategien**
1. Den Verlust der alten Rolle betrauern und akzeptieren. 2. Dem Patienten helfen, die neue Rolle positiver zu sehen. 3. Selbstwertgefühl wiederherstellen durch das Aufbauen von Zuversicht, den Anforderungen neuer Rollen gerecht werden zu können.	1. Symptome besprechen. 2. Die Symptomatik in Bezug setzen zu den Schwierigkeiten bei der Bewältigung der aktuellen Veränderung im Leben des Patienten. 3. Positive und negative Aspekte alter und neuer Rollen besprechen. 4. Gefühle bezüglich des Verlustes explorieren. 5. Gefühle bezüglich der Veränderung selbst explorieren. 6. Möglichkeiten innerhalb der neuen Rolle abklären. 7. Das Ausmaß des Verlustes realistisch abschätzen. 8. Zur angemessenen Äußerung von Gefühlen ermuntern. 9. Zum Aufbau eines sozialen Stützsystems und neuer Fertigkeiten, welche die neue Rolle erfordert, ermutigen.
Problembereich Interpersonelle Konflikte und Auseinandersetzungen	
Ziele	**Strategien**
1. Konflikt identifizieren. 2. Handlungsplan entwickeln. 3. Erwartungen und/oder gestörte Kommunikation verändern, um zu einer befriedigenden Lösung zu gelangen.	1. Symptome besprechen. 2. Beginn der Symptomentwicklung in Bezug setzen zu dem offenen oder verdeckten Konflikt, den der Patient mit der Bezugsperson hat. 3. Stadium des Konfliktes bestimmen: a) Verhandlungsstadium (die Beteiligten beruhigen, um eine Lösung zu erleichtern); b) Sackgasse (Disharmonie erhöhen, um wieder in das Verhandlungsstadium zu gelangen); c) Auflösungsstadium (beim Trauerprozess unterstützen);

Ziele	Strategien
	4. Verstehen, wie nicht reziproke Rollenerwartungen zum Konflikt beigetragen haben: a) Worum geht es in dem Konflikt? b) Wo bestehen Unterschiede in den Erwartungen und Wertvorstellungen? c) Welche Veränderungsmöglichkeiten bestehen? d) Wie wahrscheinlich ist das Finden von Alternativen? e) Welche Möglichkeiten stehen zur Veränderung der Beziehung zur Verfügung? 5. Bestehen Parallelen zu anderen Beziehungen? a) Worin besteht der Gewinn des Patienten? b) Welche unausgesprochenen Erwartungen stehen hinter dem Verhalten des Patienten? 6. Wie wird der Konflikt aufrechterhalten?

Die genannten Strategien der Interpersonellen Psychotherapie lassen sich nach der Gliederung dieses Kapitels nicht eindeutig nur der Symptomreduktion zuordnen, sondern dienen auch der Einbettung des belastenden Ereignisses in die Biografie.

Merke:

- Bei Anpassungsstörungen mit depressiv getönter Symptomatik kann auf bewährte Bausteine aus der kognitiven Verhaltenstherapie bei Depressionen zurückgegriffen werden. Beim Aufbau positiver Aktivitäten wird anhand eines Tagesprotokolls der Zusammenhang zwischen Handeln und Fühlen herausgearbeitet und ein Wochenplan erstellt, um den täglichen Anteil angenehmer Aktivitäten zu erhöhen.
- Für die Modifikation dysfunktionaler Kognitionen wird zunächst das Kognitionskonzept erläutert und häufige Typen gedanklicher Verzerrungen durchgesprochen. Mit Hilfe von Spaltenprotokollen werden die spezifischen kognitiven Muster herausgearbeitet und therapeutisch modifiziert.
- Im Bereich unterstützender Sozialkontakte, kann auf die Methode des „Sozialen Atoms" zurückgegriffen werden. Die Prinzipien der Interpersonellen Therapie (IPT) können eine sinnvolle Ergänzung darstellen.

4.4.2.2 Strategien bei Angst und depressiver Reaktion gemischt

Zusätzlich zu den schon genannten Strategien bietet sich Folgendes an:

Vermeidungsverhalten bei Kränkungserlebnissen

- *Schrittweise Konfrontation mit vermiedenen Situationen.* Insbesondere, wenn der Anpassungsstörung ein Kränkungserlebnis (z. B. berufliche Degradierung, Kündigung) vorausgegangen ist, aber auch nach anderen Stressoren, zeigen Patienten Vermeidungsverhalten. Dies wird wie bei Angststörungen durch kurzfristig positive Konsequenzen (z. B. Vermeidung der Begegnung mit ehemaligen Arbeitskollegen) aufrechterhalten, kann jedoch langfristig zu einer Begrenzung des Aktionsradius und damit zu sozialer Isolation führen. Wichtig ist zunächst, den Patienten diesen Mechanismus zu verdeutlichen und das Vermeidungsverhalten als ein Symptom zu erklären. Im Gegensatz zu Vermeidungsverhalten bei Angststörungen kann es jedoch sein, dass die dem Vermeidungsverhalten zugrunde liegenden Emotionen nicht (nur) Angst, sondern auch Ärger, Trauer, Scham, Demütigung sein können. Aus diesem Grund ist ein auf dem Expositionsrational basierendes Vorgehen, das auf der Annahme der Habituation der Angst bei Exposition beruht, nicht immer indiziert (da oben genannte Emotionen nicht im selben Maß bei Exposition einem Habituationsmechanismus unterliegen müssen). Hier empfiehlt sich ein gestuftes Vorgehen bei der Konfrontation mit bisher vermiedenen Situationen, bei dem zusätzlich kognitive Techniken (z. B. bewältigungsorientierte Selbstinstruktionen) oder, in der Vorbereitung, auch imaginative Verfahren (z. B. „wohlwollender innerer Begleiter", s. o.) zum Einsatz kommen.

Nicht alle Emotionen unterliegen dem Habituationsmechanismus

- *Vermittlung eines Entspannungsverfahrens.* Wenn die Symptomatik der Anpassungsstörung mit Gefühlen wie Angst oder Ärger einhergeht und auf physiologischer Ebene von Anspannung begleitet ist, kann die Vermittlung eines Entspannungsverfahrens sinnvoll sein. Falls der Patient Vorerfahrungen mit einem Verfahren hat, kann hierauf zurückgegriffen werden. Falls nicht, ist bei der Auswahl eines geeigneten Verfahrens neben individuellen Vorlieben zu berücksichtigen, ob das Ereignis, das der Anpassungsstörung vorausging, beim Patienten zu Kontrollverlusterleben geführt hat. Dann könnte ein aktives Verfahren wie die Progressive Entspannung nach Jacobson einem auf (Auto)Suggestion beruhendem Verfahren (z. B. Autogenes Training) vorzuziehen sein. Neben Übungen im Rahmen der Therapiesitzungen wird das Selbstmanagement des Patienten durch regelmäßiges Üben des Verfahrens durch den Patienten in Eigenregie gefördert.

Erfahrungen von Kontrollverlust berücksichtigen

4.4.2.3 Strategien bei Anpassungsstörung mit vorwiegender Beeinträchtigung anderer Gefühle

Starke Emotionen können die Funktionsfähigkeit herabsetzen

Förderung eines funktionaleren Umgangs mit Affekten. Bei manchen Patienten zeigt sich die Symptomatik der Anpassungsstörung (auch) in heftigen Emotionen, die von unterschiedlicher Qualität sein und auch zwischen verschiedenen Qualitäten wechseln können. Beim therapeutischen Umgang mit Emotionen lassen sich grob zwei Gruppen von Interventionen voneinander abgrenzen: Bei der einen geht es um die Vermittlung von Ablenkungsstrategien, die dann eingesetzt werden, wenn Emotionen durch ihre Heftigkeit die eigene Funktionsfähigkeit und Steuerbarkeit deutlich beeinflussen. Sie dienen also dazu, einen Zustand der „Arbeitsfähigkeit" wiederherzustellen. Die andere Gruppe von Interventionen zielt auf den Umgang mit Emotionen und kann dann eingesetzt werden, wenn die Emotionen in einer Ausprägung vorhanden sind, die die Selbststeuerung des Patienten nicht erheblich beeinträchtigen.

„Notfallkoffer" zur Begrenzung starker Emotionen

Notfallkoffer. Starke Emotionen können zum Beispiel mit einem individuell mit dem Patienten erstellten „Notfallkoffer" begrenzt werden. Dazu wird mit dem Patienten zunächst erarbeitet, anhand welcher Frühwarnzeichen er erkennen kann, dass er Gefahr läuft, in einen starken emotionalen Zustand zu geraten. In einem zweiten Schritt werden mit dem Patienten alte und neue Strategien zum Umgang mit den verschiedenen Stadien der Gefühlsausprägung eruiert und erprobt. Diese Strategien werden notiert und stellen den „Notfallkoffer" des Patienten dar.

Erweiterung des Handlungsspielraums

Eine Möglichkeit für eine Intervention zum Umgang mit Emotionen stellt die Übung „Einem Gefühl entgegengesetzt handeln" dar (Linehan, 1996). Dazu wird der Patient angeleitet, zunächst sein Gefühl zu benennen und dann die Handlungsimpulse zu notieren, die dem Gefühl entspringen. In einem nächsten Schritt bekommt er die Aufgabe, sich Möglichkeiten, dem aktuellen Gefühl entgegengesetzt zu handeln, zu überlegen und zu notieren. Ziel hierbei ist es, deutlich zu machen, dass es bei jedem Gefühl die Möglichkeit gibt, über das eigene Handeln selbst und bewusst zu entscheiden – und dass der eventuell wahrgenommene eingeschränkte Handlungsspielraum durchaus erweitert werden kann.

Methode der unlösbaren Probleme. Die Methode der unlösbaren Probleme basiert auf der Erfahrung, dass es für Menschen nach Kränkungserlebnissen extrem schwierig ist, eine für eine Neubewertung notwendige kritische Distanz zu ihrer eigenen Situation einzunehmen. Sie neigen stattdessen immer wieder dazu, in die alten Argumentations- und Reaktionsmuster zurückzufallen (siehe „Posttraumatische Verbitterungsstörung", Kapitel 1). Insbesondere Kränkungserlebnisse lassen sich mit Reframing, d. h. eine Um- bzw. Neubewertung des kritischen Ereignisses und seiner Folgen verarbeiten (Schippan et al., 2004).

Lösung fiktiver Probleme

Anhand fiktiver Probleme, die zunächst mit der eigenen Problemkonstellation wenig zu tun haben, werden stellvertretend funktionale Umgangsmöglichkeiten erarbeitet, die danach auf die eigene Problemsituation übertragen werden können. Nützliche Problemsituationen sind Konflikte am Arbeitsplatz oder Kündigung, Partnerschaftskonflikte, finanzielle Verluste sowie Familienprobleme, Krankheit und Tod (vgl. Kasten).

„Methode der unlösbaren Probleme": Beispiele für Problemvarianten (nach Schippan et al., 2004)

Arbeitsplatzkonflikte/Kündigung: Herr Sch. ist Abteilungsleiter und führt seit 25 Jahren erfolgreich eine Abteilung. Nach einem längeren Krankenhausaufenthalt wegen eines Arbeitsunfalls verliert er seine Leitungsfunktion. Sein neuer Vorgesetzter ist ein junger Universitätsabsolvent.

Beteiligte Personen: Herr Sch., der neue Abteilungsleiter, der Personalchef
Partnerschaftskonflikte: Frau M. hat sich in ihrer 20-jährigen Ehe um Haushalt, Kindererziehung und gesellschaftliche Verpflichtungen gekümmert und ihren Ehemann bei seiner Karriere unterstützt. Ihr Ehemann verlässt sie nun wegen seiner deutlich jüngeren Assistentin, in der er die Liebe seines Lebens gefunden zu haben glaubt. *Beteiligte Personen:* Frau M., der Ehemann, die neue Ehefrau
Finanzielle Verluste: Herr Schmidt wird ohne Schuld in einen Verkehrsunfall verwickelt. Dabei entsteht ihm ein großer Sachschaden, für den keine Versicherung aufkommt. Die einzigen Zeugen saßen im Wagen des Unfallgegners und belasten Herrn Sch. vor Gericht. Der Unfallgegner bekommt deshalb auch in der letzten Instanz Recht. *Beteiligte Personen:* Herr Sch., der Unfallgegner, die Zeugen
Familienprobleme, Krankheit und Tod: Der 17-jährige Sohn von Frau M. erleidet nach dem Besuch einer Disco bei einem Verkehrsunfall als Beifahrer Verletzungen mit nachfolgend schwerer Behinderung. Fahrer und Unfallverursacher ist ein 18-jähriger Freund des Sohnes, der zum Unfallzeitpunkt stark alkoholisiert gewesen ist und den Unfall mit leichten Verletzungen überlebt. *Beteiligte Personen:* Frau M., der Fahrer, der Sohn

Perspektivwechsel

Der Patient soll die Problemsituation aus der Perspektive unterschiedlicher Personen betrachten und dabei Empathie für das Gegenüber entwickeln. Er soll die Situation aus einer größeren zeitlichen Distanz wahrnehmen und Lösungsmöglichkeiten aus der Perspektive ganz unterschiedlicher Personen erarbeiten. Danach werden die hilfreichen Strategien zusammengefasst, der Transfer auf die eigene Problemsituation erfolgt eher beiläufig.

4.4.2.4 Strategien bei Anpassungsstörung mit vorwiegender Störung des Sozialverhaltens

Die Strategien zur Förderung eines funktionaleren Umgangs mit Affekten sind bereits in Kapitel 4.4.2.3 beschrieben.

Übungen im Rollenspiel

Training sozialer Kompetenzen. Hierzu liegen vielfältige Materialien und Interventionen vor. Ein Training im Gruppensetting kann günstig sein, aber auch Übungen im Rollenspiel im Rahmen der Einzeltherapie sind sinnvoll. Wichtig erscheint aus ökonomischen Gründen ein individuelles Zuschneiden der zu trainierenden schwierigen Situationen auf die Problemsituation des Patienten. Es soll auch auf frühere Kompetenzen und erfolgreiche Strategien des Patienten zurückgegriffen werden, die in der aktuellen Belastungssituation nicht mehr verfügbar sind.

Merke:

- Tritt bei Anpassungsstörungen Vermeidungsverhalten auf, sind die zugrunde liegenden Emotionen nicht (nur) Angst, sondern auch Ärger, Trauer, Scham, Demütigung und unterliegen damit nicht zwingend dem Habituationsmechanismus. Es empfiehlt sich eine schrittweise Konfrontation, bei der zusätzlich kognitive und imaginative Techniken zum Einsatz kommen.
- Ist die Symptomatik auf physiologischer Ebene von Anspannung begleitet, kann die Vermittlung eines Entspannungsverfahrens sinnvoll sein. Hat das kritische Ereignis beim Patienten zu Kontrollverlusterleben geführt, ist ein aktives Verfahren vorzuziehen.
- Bei Emotionen, die durch ihre Heftigkeit die eigene Funktionsfähigkeit und Steuerbarkeit deutlich beeinflussen, kann der Handlungsspielraum durch Methoden wie den „Notfallkoffer" erweitert werden. Besonders nach Kränkungserlebnissen ist es oft schwierig, eine für eine Neubewertung notwendige kritische Distanz zur eigenen Situation einzunehmen. Hier bietet sich die „Methode der unlösbaren Probleme an".

4.5 Einbettung in die Biografie und Entwicklung neuer Perspektiven

Abschiedsrituale

Erarbeitung eines Rituals oft genauso wertvoll wie Durchführung

Bei Verlusterlebnissen wie dem Tod einer nahe stehenden Person oder einer Trennung kann es hilfreich sein, gemeinsam mit dem Patienten ein individuell stimmiges Abschiedsritual zu überlegen. Häufige Varianten für Abschiedsrituale sind das Schreiben eines Abschiedsbriefes, der auch auf kreative Art „übergeben" werden kann: sei es durch Vorlesen am Grab des Verstorbenen, in Form einer Flaschenpost, etc. Für manche Patienten ist das genaue Erarbeiten eines passenden Rituals schon ebenso wertvoll wie die Durchführung des Rituals selbst.

Perspektivwechsel

Perspektive des „Täters" einnehmen

Bei Anpassungsstörungen, denen Kränkungserlebnisse vorausgegangen sind, kann es in einem späteren Stadium der Behandlung hilfreich sein, den Patienten dazu anzuleiten, probeweise die Perspektive des Leid-Verursachers einzunehmen (Schippan et al., 2004). Hierbei soll er versuchen, sich in die Motive und Gefühle des „Täters" hineinzuversetzen. Dabei geht es zum einen um das Gewinnen intellektueller Einsicht in unterschiedliche Handlungsweisen aufgrund unterschiedlicher Rollen (z. B. ein Vorgesetzter mit Einsparungsdruck muss Mitarbeiter entlassen), vor allem aber auch um eine emotionale Auseinandersetzung/ein Sich-Einfühlen in die reziproke Rolle. Dabei ist von Therapeutenseite darauf zu achten, dass dem „Täter" nicht nur negative Gefühle zugeschrieben werden. Methodisch bietet sich an, den Perspektivwechsel im Rollenspiel durchzuführen, sehr hilfreich ist es, das klassische verhaltenstherapeutische Rollenspiel durch psychodramatische Techniken zu erweitern. Dazu kann bereits bei der Einrichtung der zu spielenden Szene auf eine möglichst passende Inszenierung geachtet werden: wer sitzt wo, wie sieht der Raum aus, wo sind Türen/Fenster, welche wichtigen Gegenstände befinden sich im Raum?

Rollenspiel hilfreich

Auch bieten sich Handlungstechniken wie z. B. Rollentausch, Zur-Seite-Sprechen, Doppeln, Zeitlupe, Zeitraffer, Einfrieren an. Nähere Erläuterungen zu Einsatz und Durchführung dieser Techniken finden sich bei Ameln, Gerstmann und Kramer (2005). Gegebenenfalls kann es auch hilfreich sein, verschiedene Rollen des Leid-Verursachers voneinander zu trennen (z. B. die Rolle des Chefs, die Rolle des Privatmenschen) und durch verschiedene Gegenstände und zeitweilig durch den Patienten besetzen zu lassen. Diese Differenzierung kann ermöglichen, dass es dem Patienten gelingt, dem Leid-Verursacher unterschiedliche und widersprüchliche Gefühle zuzugestehen und kann so zu einem vertieften Verständnis für die (Zwangs?) Lage des „Täters" beitragen.

Leid-Verursacher differenziert betrachten

Zukunftsszenario

Eine Möglichkeit, den Patienten zur Entwicklung einer positiven Zukunftsperspektive anzuleiten, bietet das „Zukunftsszenario". Hierbei bittet man ihn, sich vorzustellen, wie er in fünf Jahren leben wird, wenn ab jetzt alles so verläuft, wie er sich das wünscht. Wichtig ist der Hinweis, dass es sich um eine positive, aber dennoch realistische Entwicklung handeln soll. Dann soll er einem (imaginierten oder tatsächlichen) Freund, den er lange nicht gesehen hat, in einem Brief schildern, wie sein Leben gerade (gerade heißt dann also: in fünf Jahren) aussieht. Möglich ist, den Patienten zu bitten, zu spezifischen Themen Stellung zu beziehen, z. B.

Positiv aber dennoch realistisch

- Wie, wo und mit wem lebt er?
- Wie ist sein Kontakt mit der Herkunftsfamilie?
- Wie ist seine berufliche Situation?
- Welche Hobbys pflegt er?
- Was ist ihm wichtig?
- Wie ist es ihm gelungen, die Krise von vor fünf Jahren zu überwinden?

Patienten, denen es zu kompliziert erscheint, dies in Form eines Briefes zu verfassen, können auch einfach nur gebeten werden, sich vorzustellen, wie ihr Leben aussehen wird, und dies (in Gegenwartsform) zu beschreiben. Das

Ableitung von Zielen aus dem Szenario

so entstandene Zukunftsszenario kann dann genutzt werden, um konkrete Schritte hin zu den dort beschriebenen Zielen abzuleiten, zu planen und deren Umsetzung therapeutisch zu begleiten.

Wheel of Life

Lebensbereiche als Kreissegmente der „Gesamtzufriedenheit“

Eine anschauliche Möglichkeit für Patienten, sich über gegenwärtige und gewünschte, zukünftige Quellen von Zufriedenheit Klarheit zu verschaffen, stellt das „Wheel of Life“ dar (vgl. Anhang, S. 111 und S. 112). Die Instruktion lautet zunächst, der Patient soll die Lebensbereiche sammeln, aus denen er aktuell Zufriedenheit zieht, und diese dann entsprechend ihrer Bedeutung/ihres Anteils an der „Gesamtzufriedenheit“ in entsprechender Größe als Kreissegment in sein „Wheel of Life“ einzeichnen (Ist-Zustand). In einem zweiten Schritt gilt es zu betrachten, ob er mit dem so dargestellten Ist-Zustand zufrieden ist, ob entweder Bereiche einen größeren oder kleineren Anteil einnehmen sollen, oder ob gänzlich neue Bereiche hinzukommen sollen. Die gewünschten Lebensbereiche können in eine Tabelle eingetragen, und in ein Soll-„Wheel of Life“ entsprechend übertragen werden (Soll-Zustand).

> **Merke:**
>
> Bei Verlusterlebnissen kann es hilfreich sein, gemeinsam mit dem Patienten ein individuell stimmiges Abschiedsritual zu überlegen. Bei Kränkungserlebnissen kann es hilfreich sein, den Patienten dazu anzuleiten, die Perspektive des Leid-Verursachers einzunehmen.
>
> Eine Möglichkeit zur Entwicklung einer positiven Zukunftsperspektive ist das „Zukunftsszenario“. Die Vorstellung wie der Patient in fünf Jahren leben wird, wenn ab jetzt alles nach seinen Wünschen verläuft, kann genutzt werden, um konkrete Schritte zu den beschriebenen Zielen abzuleiten und zu planen (vgl. auch „Der Weg vom Ist zum Soll“, im Anhang, S. 113). Eine weitere anschauliche Möglichkeit stellt das „Wheel of Life“ dar.

4.6 Probleme bei der Durchführung

Motivation hängt von Ereignisfolgen ab

Die Behandlungsmotivation ist durch das belastende Ereignis zumindest zu Beginn meist relativ hoch, hängt jedoch vom weiteren Verlauf und den Folgen des Lebensereignisses ab. Bei beruflichen Stressoren können Veränderungen am Arbeitsplatz oder die Aussicht auf eine neue Arbeitsstelle die Therapiemotivation verändern. Bei körperlichen Erkrankungen wird sie von den anstehenden diagnostischen und therapeutischen Maßnahmen beeinflusst: Die Hoffnung auf eine medizinische Therapie wie z. B. eine Operation oder eine medikamentöse Behandlung können die Symptome und damit den Therapiebedarf deutlich verringern. Umso höher hingegen ist die Motivation, wenn Behandlung nicht den gewünschten Erfolg zeigt. Entsprechend nimmt auch die Besserung oder die Verschlechterung der Erkrankung Einfluss auf die Motivation und die Compliance.

Stigmatisierung durch die Diagnose

Ein anderes Problem betrifft die Etikettierung der Patienten. Die Diagnose einer Anpassungsstörung kann die Patienten zusätzlich belasten und diskriminierende Reaktionen aus dem sozialen Umfeld hervorrufen. Auch wenn viele Patienten dieses Label besser akzeptieren können als das einer Depression oder einer Angststörung, werden sie dennoch als behandlungsbedürftig klassifiziert. Hier ist es wichtig, darauf hinzuweisen, dass die Reaktionen auf die besondere Belastung als nachvollziehbare Reaktion verstanden werden können und sie nicht „verrückt“ sind.

Flexible Therapieplanung nötig

Eine besondere Herausforderung stellt die jeweils angemessene Intensität der Behandlung dar. Im Rahmen der Therapie ist darauf zu achten, dass Maßnahmen und die Frequenz der Sitzungen auf die aktuelle Symptomatik und den Verlauf abgestimmt werden. Die beschriebenen Risiko- und Schutzfaktoren erlauben dabei eine gewisse Prognose zum Verlauf. In der ambulanten Versorgung sollten gerade bei Anpassungsstörungen Abweichungen vom üblichen Bewilligungsumfang möglich sein. Eine signifikante Zahl von Patienten profitiert bereits von wenigen Sitzungen. Allerdings muss dabei beachtet werden, dass nicht selten kritische Lebensereignisse frühere kritische Erfahrungen, Problemlagen und unterschwellige Syndrome aktualisieren. Auch eine zeitliche Streckung von Kontakten erscheint sinnvoll. Das Aussetzen von therapeutischen Sitzungen kann zeigen, inwieweit die Patienten ohne therapeutische Unterstützung zurechtkommen und somit eine sinnvolle diagnostische und therapeutische Maßnahme darstellen. Die derzeitigen Rahmenbedingungen in der ambulanten Versorgung erschweren allerdings solche flexiblen Therapieplanungen.

Unterversorgung körperlich Kranker

Bei Patienten mit körperlichen Erkrankungen und Anpassungsstörungen besteht das Risiko, dass sie nicht psychotherapeutisch versorgt werden. Psychische Störungen werden bei Vorliegen dominanter körperlicher Symptome häufig unterschätzt. Gründe dafür können Fehlinterpretation und Überlappungen somatischer und psychischer Symptome (z. B. Erschöpfung, Schlafstörungen, Appetitmangel) sein. Manche Ärzte wissen nicht ausreichend über Symptome bei psychischen Störungen und ihre Diagnosestellung Bescheid oder sind skeptisch, inwieweit die psychischen Störungen überhaupt behandelbar sind. Viele Patienten mit Anpassungsstörungen verbleiben daher zu lange in der hausärztlichen Versorgung. Die ärztlichen Kollegen gehen häufig davon aus, dass Symptome sich mit der Zeit verringern bzw. mit einer Besserung der somatischen Erkrankung. Dies ist jedoch nicht bei allen Patienten der Fall. Eine Abklärung bei einem Psychotherapeuten ist daher in jedem Fall sinnvoll.

4.7 Forschungsstand und Effektivität

Entwicklung und Überprüfung von Therapieverfahren schwierig

Die Kategorie der Anpassungsstörung ist im Übergangsbereich zwischen psychischer Störung und normalem Erleben und Verhalten angesiedelt. Die Schwierigkeiten der diagnostischen Einordnung und die Charakterisierung als unterschwellige Störung verhindert die Präzisierung der diagnostischen Kategorien und erschwert die Entwicklung und empirische Überprüfung von Therapieverfahren. Es ist davon auszugehen, dass die anstehenden Revisionen von ICD und DSM dem Prinzip der Dimensionalität insgesamt mehr Raum geben. Damit würde sich die Diagnosestellung gerade auch für die Anpassungsstörungen wahrscheinlich verbessern. Gleichwohl ist nicht zu erwarten, dass sich die Kriterien für die Anpassungsstörung entscheidend schärfen lassen. Die Grenze zwischen nicht störungswertigem Erleben und Verhalten und einer psychischen Störung ist eben häufig nicht eindeutig zu ziehen. Ein Grund für den geringen Forschungsstand bei den Anpassungsstörungen liegt aber gerade in der Unschärfe einer solchen Restkategorie. Damit sind jedoch auch kaum Fortschritte im Bereich der Behandlung zu erwarten. Zumindest erschwert dies kontrollierte Therapieerfolgsstudien.

Keine kontrollierten Therapieerfolgsstudien

Integration bewährter Interventionen

Auch wenn keine empirischen Studien zur Therapie und keine evaluierten spezifischen Behandlungsmanuale vorliegen, müssen Anpassungsstörungen psychotherapeutisch versorgt werden. Neben dem Leidensdruck der Betroffenen und den familiären und beruflichen Folgen ergibt sich die Behandlungsindikation aus dem Chronifizierungsrisiko. Es gilt, symptombezogene Behandlungsstrategien bei spezifischen Störungen für die Anpassungsstörungen nutzbar zu machen und anzuwenden. Die Bandbreite der Symptome stellt den Therapeuten vor die Aufgabe Interventionen aus den Bereichen der affektiven Störungen, Angststörungen sowie der weiteren belastungsreaktiven Störungen in ein individuelles Therapiekonzept zu integrieren. Wir gehen davon aus, dass die Befunde zur Effektivität von kognitiv-verhaltenstherapeutischen Therapien bei depressiven und Angststörungen auf Anpassungsstörungen übertragbar sind.

5 Akute Belastungsreaktion und Akute Belastungsstörung

Die Anpassungsstörung zählt zusammen mit der Posttraumatischen Belastungsstörung und der Akuten Belastungsreaktion zu den Anpassungs- und Belastungsstörungen. Bei allen drei Kategorien werden die Symptome als

Folge und Reaktion auf Stressoren betrachtet. Die Akute Belastungsreaktion (ICD) und Akute Belastungsstörung (DSM) werden hier in einem eigenen Abschnitt dargestellt. Die vorgestellten Prinzipien und Empfehlungen gehören zum Standard klinisch-psychologischer, psychotherapeutischer und psychiatrischer Versorgung. Es ist anzunehmen, dass sie dazu beitragen können, die Bewältigungsmöglichkeiten der Betroffenen nach einem kritischen Lebensereignis oder einer traumatischen Erfahrung zu verbessern und eine soziale Unterstützung zu aktivieren.

5.1 Beschreibung der Störung

Umgangssprachlich benutzte Bezeichnungen für die akute Reaktion auf eine besondere Belastungssituation sind psychischer Schockzustand oder Krisenzustand. Das Klassifikationssystem ICD-10 vermeidet bei solchen Reaktionen den Begriff „Störung" und bezeichnet sie als *„Akute Belastungsreaktion"* (ABR) (F43.0). Die Reaktion beginnt innerhalb weniger Minuten, wenn nicht sofort nach dem Ereignis, und klingt häufig innerhalb von Stunden oder Tagen ab. Meist sind bereits nach 1 bis 2 Tagen die Symptome nur noch gering vorhanden. Es liegt ein unmittelbarer und klarer zeitlicher Zusammenhang zwischen einer ungewöhnlichen Belastung und dem Beginn der Symptome vor. Die ABR zeichnet sich durch ein gemischtes und auch wechselndes Bild von depressiven Symptomen, Angst, Verzweiflung, Ärger, Rückzug und Hyperaktivität aus. Kein Symptom ist längere Zeit vorherrschend, die Symptome sind rasch rückläufig und klingen längstens innerhalb von wenigen Stunden ab, wenn eine Entfernung aus der belastenden Umgebung möglich ist.

„Psychischer Schock- oder Krisenzustand"

Vielfältige, zeitlich variable Symptome

Diagnosekriterien der Akuten Belastungsreaktion nach ICD-Forschungskriterien (F43.0)

- Unmittelbarer und klarer *zeitlicher Zusammenhang* zwischen einer ungewöhnlichen Belastung und dem Beginn der Symptome.
- *Gemischtes und gewöhnlich wechselndes Bild;* anfänglich Zustand von „Betäubung", dann Depression, Angst, Ärger, Verzweiflung, Überaktivität und Rückzug.
- Kein Symptom längere Zeit vorherrschend.
- Reaktion beginnt innerhalb weniger Minuten, wenn nicht sofort.
- Symptome sind *rasch rückläufig;* sie klingen längstens innerhalb von wenigen Stunden ab, wenn eine Entfernung aus der belastenden Umgebung möglich ist.
- Wenn die Belastung weiterbesteht, oder wenn sie naturgemäß nicht reversibel ist, beginnen die Symptome in der Regel nach 24 bis 28

Stunden abzuklingen und sind gewöhnlich nach 3 Tagen nur noch minimal vorhanden.

- Diagnose soll nicht zur Beschreibung einer plötzlichen Verschlechterung der Symptomatik von bereits bestehenden Symptomen verwendet werden, welche die Kriterien *anderer psychischer Störungen* erfüllen, außer solcher aus dem Kapitel F60 (Persönlichkeitsstörungen).
- Eine *Vorgeschichte* mit früheren psychischen Störungen spricht jedoch nicht gegen diese Diagnose.

Abgrenzung zwischen „normal" und pathologisch schwierig

Die Bezeichnung „Reaktion" soll darauf hinweisen, dass es sich (zunächst noch) um eine normale physiologische bzw. psychologische Reaktion auf das traumatische Ereignis handelt. Die Abgrenzung zwischen normaler (d. h. bei der Mehrzahl der Betroffenen zu erwartender) Belastungsreaktion und einer Belastungsreaktion mit Störungswert ist insbesondere bei den Akuten Belastungsreaktionen schwierig (vgl. Kapitel 3).

Akute Belastungsstörung

Die Diagnoseeinheit *„Akute Belastungsstörung"* („Acute Stress Disorder", ASD, dt. ABS) wurde 1994 in das amerikanische Klassifikationssystem psychischer Störungen DSM aufgenommen (American Psychiatric Association, 1994). Danach wird eine Akute Belastungsstörung diagnostiziert, wenn nach einer Dauer von mindestens zwei Tagen und höchstens vier Wochen nach einem traumatischen Ereignis Symptome einer Belastungsstörung auftreten. Wir schlagen vor, diese Diagnoseeinheit aus dem DSM zusätzlich zur Akuten Belastungsreaktion nach ICD zu verwenden, da sie die zeitliche Lücke zwischen dem kritischen Lebensereignis bzw. der akuten Reaktion und dem möglichen Beginn einer Posttraumatischen Belastungsstörung (PTBS) schließt. Ferner wird die Akute Belastungsstörung im Vergleich zur Akuten Belastungsreaktion deutlich klinischer definiert.

Einengung des Bewusstseins, Verminderung der Aufmerksamkeit

Zu den oben genannten Symptomen der Akuten Belastungsreaktion kommen bei der ABS eine Einengung des Bewusstseins und eine Verminderung der Aufmerksamkeit hinzu. Es kann auch eine (teilweise) *Amnesie* für die Zeit der belastenden Situation auftreten. Für die Diagnose einer Akuten Belastungsstörung sind ferner mindestens drei dissoziative Symptome notwendig (vgl. Kasten).

Dissoziative Symptome bei Akuter Belastungsstörung (nach DSM-IV-TR)

- Subjektives Gefühl von emotionaler Taubheit, von Losgelöstsein oder Fehlen emotionaler Reaktionsfähigkeit.
- Beeinträchtigung der bewussten Wahrnehmung der Umwelt.
- Subjektive Erfahrung einer veränderten Beziehung der Umwelt gegenüber, die Umgebung wird als plötzlich sehr bekannt, befremdlich,

unbekannt oder sonst verändert wahrgenommen (Derealisationserleben).
- Subjektives Gefühl von Fremdheit, Irrealität, Abtrennung dem eigenen Selbst, seinen Handlungen und seiner Umgebung gegenüber (Depersonalisationserleben).
- Mangelnde Erinnerungsfähigkeit, d. h. die Unfähigkeit, sich an einen wichtigen Aspekt des Ereignisses erinnern zu können (dissoziative Amnesie).

Dissoziation: Überlastung der Informationsverarbeitung

Dissoziative Symptome – die Verzerrung von Realitäts- und Selbsterleben – stellen eine extreme, unmittelbare Form der Reaktion auf ein kritisches Ereignis dar. Sie sind gekennzeichnet durch die teilweise oder völlige Desintegration psychischer Funktionen. Zumeist handelt es sich um eine Unterbrechung des Gedächtnisses, des Identitätserlebens, der eigenen Bewusstheit oder der Wahrnehmung der Umwelt (z. B. das Gefühl, vom eigenen Körper getrennt zu sein, eigentlich selbst gar nicht betroffen zu sein oder alles wie in Zeitlupe wahrzunehmen). Dissoziative Symptome können von negativen Bewertungen und Gefühlen begleitet sein, z. B. indem sie ein Wiedererinnern an die Hilflosigkeit während des traumatischen Erlebnisses auslösen. Diese Symptome zeigen, dass die Person durch die intensive belastende Erfahrung in ihrer Informationsverarbeitung überfordert ist. Dissoziative Reaktionen können über klassische Konditionierung leicht erlernt werden und so noch lange nach dem Ende des traumatischen Erlebnisses bestehen (Boos, 2005). Ehlers und Clark (2000) nehmen an, dass Dissoziation wahrscheinlich sowohl automatische als auch strategische Reaktionen beinhaltet und durch Erinnerungen an das traumatische Ereignis automatisch getriggert werden kann. Derealisation, Depersonalisation und emotionale Taubheit, die während der Dissoziation erfahren werden, erschweren möglicherweise die Integration des Erlebten in den Kontext anderer autobiografischer Erinnerungen. Dies kann dazu beitragen, dass ein Wiedererleben des traumatischen Erlebnisses leicht ausgelöst werden kann.

Wiedererleben des traumatischen Ereignisses

Für die Diagnose sind wie bei der Posttraumatischen Belastungsstörung ferner die folgenden Kriterien notwendig:

Kriterien ähnlich der PTBS

- Wiedererleben des Ereignisses in Bildern, Gedanken oder spontan wiederholenden und sich aufdrängenden Erinnerungen (Flashback).
- Starkes Leiden bei Reizen, die an das Ereignis erinnern.
- Vermeidung von Reizen, die an das Trauma erinnern.
- Deutliche Angst- und Erregungszustände einschließlich Schlaf- und Konzentrationsstörungen, motorische Unruhe, Reizbarkeit und Wutausbrüche sowie übertriebene Wachsamkeit.
- Eine deutliche Beeinträchtigung sozialer, beruflicher und anderer Funktionsbereiche.

Ausschluss körperlicher Erkrankungen und substanzinduzierter Reaktionen

Ausgeschlossen werden muss, dass die Symptome auf die Wirkung einer Substanz (z. B. Droge, Medikament) oder auf eine organische Erkrankung bzw. körperliche Störung („medizinischer Krankheitsfaktor") zurückzuführen sind. Ebenso dürfen die Symptome nicht durch eine kurze psychotische Episode erklärt werden und wie erwähnt nicht die Verschlechterung einer bereits bestehenden Störung darstellen.

Potenziell traumatische Ereignisse

Die Frage, welches Ereignis als Stressor-Kriterium gelten kann, ist nur schwer zu beantworten. Entsprechend muss die Definition der auslösenden Ereignisse in den Klassifikationssystemen allgemein und unbestimmt bleiben. Die im folgenden Kasten zusammengestellten Ereignisse können jedoch als potenziell traumatisch bezeichnet werden und sind relevant für die klinische Praxis (siehe dazu Kapitel 4).

Kritische und traumatische Lebensereignisse als Ursache für eine Akute Belastungsreaktion/-störung

- Erleben von Vergewaltigung, sexuellem Missbrauch.
- Erleben von Kriegshandlungen, Geiselnahme, Folter.
- Erleben von technischen Katastrophen und Naturkatastrophen.
- Auftreten, Beginn oder Verschlechterung einer schweren Erkrankung[2], auch Mitteilung einer schwerwiegenden Krankheitsdiagnose.
- Erleben eines Verkehrsunfalls, eines Arbeitsunfalls, eines Sportunfalls.
- Zeuge werden von Unfällen, Gewalttaten oder Katastrophen.

Sekundäre Traumatisierung

Eine inhaltliche Einteilung kann nach menschlich verursachten Ereignissen und zufälligen Ereignissen bzw. Unfällen oder Naturereignissen erfolgen; ferner wird nach kurz dauernden (Typ I) und länger dauernden Ereignissen (Typ II) unterschieden (siehe Ehlers, 1999). Gemeinsam ist den Ereignissen, dass sie eine Bedrohung des Lebens oder eine ernsthafte Gefahr einer körperlichen Schädigung beinhalten. Das Ereignis muss nicht die Person selbst betreffen, sie kann auch z. B. Zeuge eines solchen Ereignisses sein (sekundäre Traumatisierung).

Fallbeispiel Herr M.

Ein 36-jähriger Mann kommt drei Tage nach seiner Rückkehr von einer Klettertour in die Ambulanz. Er wurde von einem befreundeten Arzt überwiesen. Er berichtet von der diesjährigen Reise in die Schweizer

2 Gemeint ist hier, dass die Erkrankung die Belastungsreaktion auslöst (reaktiv). Ausgeschlossen werden muss, dass die Symptomatik nicht durch die Erkrankung selbst erklärbar ist oder auf eine organische Ursache zurückzuführen ist (medizinischer Krankheitsfaktor: z. B. Angstsymptome aufgrund einer Schilddrüsenüberfunktion).

Alpen. Wie jedes Jahr sei er mit Freunden geklettert. Dieses Jahr seien zum ersten Mal auch noch unerfahrene Bekannte und Freunde dabei gewesen. Am zweiten Tag sei einer aus der Gruppe sechs Meter in die Tiefe gestürzt. Er habe sich drei Wirbel gebrochen; es sei noch offen, ob er nicht querschnittsgelähmt bleibe. Warum dies passiert sei, habe nicht genau geklärt werden können. Die sonst immer genau abgesprochene und funktionierende doppelte Sicherung habe versagt. Er mache sich Vorwürfe, weil er in der Gruppe einer der Bergsteiger mit der meisten Erfahrung gewesen sei, und die Gefahr wohl nicht richtig eingeschätzt habe. Er erinnere sich noch, dass er kurz vor dem Unfall noch gedacht habe, er müsse noch mal alles checken, habe es dann aber aus irgendeinem Grund nicht gemacht.

Direkt nach dem Unfall und auch am Abend sei es allen und auch ihm „den Umständen entsprechend" gegangen. Er habe einigermaßen schlafen können. Seit dem Nachmittag des nächsten Tages werde er jedoch das Bild des am Boden liegenden jungen Freundes nicht los, ebenso wenig den Gedanken daran, dass er kurz davor habe die Sicherungen prüfen wollen. Die anderen seien ebenfalls sehr betroffen, aber keinem ginge es so schlecht wie ihm. Er könne sich nicht mehr genau erinnern, wie die Bergwacht gekommen sei und den Freund abtransportiert habe. Ob er überhaupt richtig geholfen habe, wisse er nicht mehr. Seit vorgestern habe er kaum noch geschlafen, ständig kreisten die Gedanken nur um den Unfall, und er werde das beschriebene Bild nicht los. Gestern habe er die Freundin des verunglückten Mannes getroffen. Hinterher habe er sich Vorwürfe gemacht, dass er ihr gegenüber kein Mitgefühl habe empfinden können. Er glaube, keiner sage es, aber alle dächten, er habe Schuld an dem Unfall. Es würde nichts mehr so sein, wie vorher, er glaube nicht, dass er jemals wieder Freude am Leben werde haben können oder dürfen.

Psychische Diagnose:
F43.1 Akute Belastungsreaktion (bzw. Akute Belastungsstörung)

Prävalenzen nicht präzise erfassbar

Die Reaktionen und Symptome direkt nach einem belastenden Ereignis sind vielfältig und zeitlich variabel bzw. kurz dauernd, sodass die Akute Belastungsreaktion und die Akute Belastungsstörung in epidemiologischen Studien in der Regel nicht präzise erfassbar sind. Sie führen jedoch auch in weit geringerem Umfang als andere psychische Störungen zu psychiatrischen und psychotherapeutischen Kontakten und Konsultationen. Seit der Einführung der Diagnose im DSM 1994 sind eine Reihe von Studien zur Häufigkeit von Akuten Belastungsstörungen durchgeführt worden. Dennoch steht bis heute keine hinreichend verlässliche Datenbasis zur Verfügung.

Eine Zusammenstellung von Studien zeigt Häufigkeiten einer Akuten Belastungsstörung nach einem traumatischen Ereignis zwischen 8 und 100 %

(Harvey & Bryant, 2002); dabei wurden die Kriterien der Posttraumatischen Belastungsstörung (PTBS) über eine Selbsteinschätzung oder ein klinisches Interview verwendet und lediglich das Zeitkriterium nicht berücksichtigt. Es wurden alle Fälle gezählt, die innerhalb eines Monats nach einem traumatischen Ereignis die Symptome einer PTBS zeigen.

Versorgungsschwerpunkt in der Akutversorgung

Erhebungen an Verkehrsunfallopfern zeigen Prävalenzen einer Akuten Belastungsstörung von 13 %, bei Gewaltopfern von 19 % und bei Opfern von technischen Unfällen von 6 bis 21 %. Bei Zeugen einer Schießerei finden sich bis zu 33 % mit einer Akuten Belastungsstörung. Eine Akute Belastungsstörung ist weniger häufig und weniger systematisch dokumentiert als eine Posttraumatische Belastungsstörung. Dies liegt daran, dass bei akuten Störungen weniger Behandlungsbedarf gesehen wird, da die Symptomatik als normale (zeitnahe) Reaktion auf ein außergewöhnliches Ereignis betrachtet wird. Daher wird die Akute Belastungsreaktion und die Akute Belastungsstörung eher in der Akutversorgung (z. B. Ambulanzen in Psychiatrischen Kliniken), vom Hausarzt oder vom Rettungsdienst und Notarzt bei größeren Schadenslagen und weniger im stationären psychosomatischen und psychiatrischen Bereich oder beim niedergelassenen Psychotherapeuten gesehen.

ABS als Risikofaktor

Auch wenn nach heutigem Forschungsstand die Frage, ob und inwieweit eine ABS und hier insbesondere die Dissoziation prognostisch ungünstig ist, noch nicht eindeutig beantwortet werden kann (Ozer et al., 2003; Velden & Wittmann, 2008), sollte die ABS als Risikofaktor für die Entwicklung der Posttraumatischen Belastungsstörung angesehen werden. Der Übergang von einer Akuten Belastungsstörung zu einer Posttraumatischen Belastungsstörung erfolgt jedoch in deutlich weniger als der Hälfte der Fälle. Unabhängig vom Prozentsatz traumatisierter Personen mit einer Akuten Belastungsstörung nach einem spezifischen traumatischen Ereignis ist bei mehr als der Hälfte der Betroffenen die Symptomatik innerhalb der ersten sechs Monate nach dem traumatischen Ereignis nicht mehr vorhanden. Allerdings ist wenig bekannt darüber, wie viele Personen im Verlauf zwar die Kriterien der PTBS nicht erfüllen, jedoch weiterhin relevante Belastungsfolgen zeigen (v. a. Anpassungsstörungen, depressive Störungen). Initial starke Stressreaktionen und Symptome einer Akuten Belastungsstörung sind jedoch nicht Ausdruck einer (manifesten) psychischen Störung (obwohl die Bezeichnung Belastungsstörung im DSM dies nahe legt). Die Frage, inwieweit die ABR, also die Reaktion in den ersten Stunden bis Tagen, einen Risikofaktor für die Entwicklung einer PTBS darstellt, ist empirisch nicht geklärt.

Merke:

- Als „Akute Belastungsreaktion“ wird im Klassifikationssystem ICD-10 die akute, nicht pathologische Reaktion auf eine potenziell traumatische Belastungssituation bezeichnet. Charakteristisch ist ein gemischtes und wechselhaftes Bild; anfänglich Zustand von „Betäubung“, dann Depres-

sion, Angst, Ärger, Verzweiflung, Überaktivität und Rückzug. Die Symptome beginnen unmittelbar nach dem Ereignis und sind rasch rückläufig.
- Die Diagnose „Akute Belastungsstörung" im Klassifikationssystem DSM schließt die Lücke zwischen Akuter Belastungsreaktion und dem möglichen Beginn einer Posttraumatischen Belastungsstörung. Zu den Symptomen der Akuten Belastungsreaktion kommen eine Einengung des Bewusstseins, eine Verminderung der Aufmerksamkeit und dissoziative Symptome hinzu.
- Die Reaktionen und Symptome direkt nach einem belastenden Ereignis führen selten zu psychotherapeutischen Kontakten. Die Vielfalt der Symptome und die kurze zeitliche Dauer erschweren Aussagen zur Prävalenz.

5.2 Indikation

Bei schweren traumatischen Ereignissen ist unabhängig vom Vorliegen einer Akuten Belastungsstörung zumindest eine professionelle Beobachtung (Monitoring) angezeigt. Ist ein enges Monitoring sichergestellt, kann häufig zunächst abgewartet werden. Dies gilt insbesondere dann, wenn der Betroffene durch Partner und Familie bzw. Freunde unterstützt und betreut werden kann. In vielen Fällen klingt eine Akute Belastungsreaktion nach kurzer Zeit ab. Daher ist neben den folgenden Kriterien immer der Verlauf in den ersten Stunden und Tagen ein wichtiges Kriterium für die Indikationsstellung. Schwere dissoziative Symptome, Angstsymptome und andere schwerwiegende Symptome können in Einzelfällen eine stationäre, psychotherapeutische und/oder kurzzeitige medikamentöse Versorgung nötig machen.

Zunächst abwartende Beobachtung

Indikationskriterien für Frühmaßnahmen nach dem Erleben traumatischer Ereignisse

- Schweres traumatisches Ereignis, z. B. sexuelle Gewalt.
- Kontrollverlust, Angst und Hilflosigkeit.
- Belastende Lebensereignisse vor dem Trauma bzw. frühere Traumatisierungen.
- weitere vorbestehende Risikofaktoren, z. B. psychische Störungen.
- Eigene Schuldzuschreibung und negative Zukunftserwartung.
- Vermeidende Bewältigungsstrategien, Suizidgedanken.
- Geringe soziale Unterstützung.

Die Indikation zu spezifischen Frühmaßnahmen bei Akuten Belastungsstörungen stellt immer eine Entscheidung im Einzelfall dar, die nicht nur von der Symptomatik beim Betroffenen, sondern auch vom sozialen und professionellen Umfeld abhängig gemacht werden muss. Die Diagnosekrite-

Indikation zu Frühmaßnahmen ist individuell zu stellen

rien bilden nicht die Vielfalt der Reaktionen während und nach einem kritischen bzw. traumatischen Ereignis ab. Mittel- und langfristige psychopathologische Symptome nach traumatischen Ereignissen sind auch ohne vorhergehende klinische Symptome möglich.

Keine direkte Proportionalität zwischen Stressorintensität und Interventionsbedarf

Erwartungsgemäß sind primäre Opfer und deren Angehörige schwerer belastet und hilfebedürftiger als Augenzeugen und Einsatzkräfte. Jüngere Personen (insbesondere Kinder und Jugendliche) verdienen höhere Aufmerksamkeit. Bei schweren traumatischen Ereignissen sollte immer zumindest eine psychotherapeutische Versorgung angeboten werden. Jedoch darf nicht von einer direkten Proportionalität zwischen Intensität des Stressors und Interventionsbedarf ausgegangen werden. Auch bei Augenzeugen und Angehörigen kann ein den direkt Betroffenen vergleichbarer Versorgungsbedarf gegeben sein.

Fallbeispiel Frau K.

Eine 57-jährige Bankangestellte meldet sich auf Hinweis ihres Arbeitgebers. Zwei Tage zuvor war ihre Bank überfallen worden. Der Bankräuber habe ihr die Pistole an die Schläfe gehalten und gefordert, dass sie Bargeld aus dem Kassiererraum herausgebe. Nach kurzer Zeit sei der Bankräuber ohne Beute geflohen. Während der wohl Sekunden oder wenigen Minuten des Überfalls, die sie wie eine Ewigkeit empfunden habe, habe sie sich immer wieder gefragt, ob es eine echte Pistole sei. Direkt nach dem Überfall habe sie der Leiter der Filiale nach Hause geschickt. Zu Hause habe sie wie betäubt gesessen und vor sich hin gestarrt. Erst spät am Abend habe sie eine Freundin angerufen, um mit ihr zu sprechen. Die habe gesagt, „du schon wieder?“. Immer wieder habe sie gegrübelt, ob die Pistole nun echt oder nicht echt war. Sie habe dann später eine Schlaftablette genommen. Am folgenden Tag habe sie nicht arbeiten müssen, allerdings sei der Tag „ganz schwierig“ für sie gewesen. Die Gedanken an den Bankräuber und das Bild mit der Pistole am Kopf sei den ganzen Tag präsent gewesen. Sie habe an nichts anderes denken können. Zwischendurch habe sie stark geschwitzt, sie habe ihr Herz rasen und pochen hören können.

Zum Zeitpunkt des Erstgesprächs gehe es ihr deutlich besser, sie habe einigermaßen geschlafen und habe halbtags gearbeitet. Sie berichtet, dass es der dritte Überfall in ihrer Bank in den letzten fünf Jahren gewesen sei. Der Bankräuber sei noch am selben Tag verhaftet worden. Sie wolle auf keinen Fall in die Gerichtsverhandlung gehen, zumal sie ihn ja auch nicht richtig gesehen habe, da er vermummt gewesen sei.

Die Anamnese von Frau K. ist unauffällig. Diagnostisch und für die Prognose bedeutsam ist jedoch der Tod des Ehemannes vor fünf Jahren – er starb plötzlich an einem Herzinfarkt – sowie die zwei Überfälle zuvor und die Tatsache, dass Frau K. alleine lebt. Allerdings verfügt sie über ein kleines, aber enges Netz von drei Freundinnen und einem Ehepaar, mit denen sie sich oft trifft.

Da die Symptomatik sich gebessert hat, wenige Risikofaktoren vorhanden sind und die Patientin wieder arbeitet, ist aktuell keine Behandlung indiziert und es wird mit der Patientin vereinbart, dass sie sich in einer Woche wieder vorstellt. Sollten sich zwischenzeitlich die Symptome verstärken, solle sie sich melden. Zum zweiten Termin ist die Belastungsreaktion abgeklungen, Frau K. beschäftigt sich jedoch intensiv mit dem Tod ihres Mannes. Sie frage sich, ob sie das alles, was damals war, „schon richtig verarbeitet" habe. Es wird eine weitere Wiedervorstellung in zwei Wochen vereinbart.

Psychische Diagnose:
F43.1 Akute Belastungsreaktion

Spontanremissionsrate hoch

Bei vielen Betroffenenen bilden sich die Symptome einer Akuten Belastungsstörung innerhalb der ersten Wochen auch ohne therapeutische Versorgung zurück. Die Akute Belastungsstörung ist definitionsgemäß auf dissoziative Symptome ausgerichtet und vernachlässigt u. a. Angstsymptome, depressive Reaktionen und Probleme im Sozialkontakt. Auch Substanzmissbrauch, aggressives Verhalten und verschiedene funktionelle Beschwerden können eine frühe Folge des Erlebens eines traumatischen Ereignisses sein. Aus diesen Gründen müssen neben der Akuten Belastungsstörung auch andere psychische Auffälligkeiten bzw. bekannte Risikofaktoren für die Entwicklung von Traumafolgestörungen (vgl. Kapitel 2) als Kriterium für eine Frühmaßnahme herangezogen werden.

Merke:

Unabhängig von der Symptomatik ist nach schweren traumatischen Ereignissen zunächst eine professionelle Beobachtung (Monitoring) indiziert. Die höchste Aufmerksamkeit ist auf direkt Betroffene und deren Angehörige sowie Kinder und Jugendliche zu richten. Die Entscheidung zu spezifischen Frühmaßnahmen ist im Einzelfall zu treffen. Neben der Schwere der Symptomatik sollte auch das Umfeld berücksichtigt werden.

5.3 Behandlung

Die im Folgenden beschriebenen therapeutischen Strategien gliedern sich in allgemeine Maßnahmen (Krisenintervention) und spezifische Maßnahmen (Frühintervention). Die allgemeinen Maßnahmen haben sich in der Krisen-

Krisenintervention versus spezifische Frühintervention

intervention bewährt und sind Standard bei psychischen Krisen. Bezüglich der spezifischen Interventionen ist der Forschungsstand insgesamt noch sehr unbefriedigend. Verschiedene therapeutische Verfahren, die bei der Behandlung der PTBS eingesetzt werden, werden auch als Frühintervention eingesetzt: Kognitive Verhaltenstherapie, Eye Movement Desensitization and Reprocessing (EMDR) sowie psychodynamische Techniken (Mehrdimensionale Psychodynamische Traumatherapie, Psychodynamisch Imaginative Trauma Therapie). Die Wirksamkeit der Kognitiven Verhaltenstherapie ist empirisch abgesichert: Es liegen Belege für die Wirksamkeit bei Personen mit Akuter Belastungsstörung innerhalb des ersten Monats nach einem Trauma (Bryant, Sackville, Dang, Moulds & Guthrie, 1999), bei Personen mit starken Symptomen nach einem Monat (Bisson, Shepherd, Joy, Probert & Newcombe, 2004) und bei Personen mit akuter PTBS nach ein bis drei Monaten nach dem traumatischen Ereignis (Ehlers et al., 2003) vor.

Psychologisches Debriefing

Als eine spezifische Frühintervention ist das psychologische Debriefing verbreitet. Der Debriefing-Prozess ist standardisiert und strukturiert; es werden zumeist 6 Phasen durchlaufen. Gegenstand des Debriefings ist das belastende Ereignis, die traumatische Erfahrung. Die Betroffenen werden zumeist in Gruppen angeleitet, über ihre persönlichen Erlebnisse und Erfahrungen zu berichten. Es wird in einer Sitzung zeitnah zum Ereignis durchgeführt (im ursprünglichen Konzept innerhalb von 24 bis 72 Stunden). Wenngleich verschiedene Elemente des Debriefing wie Psychoedukation unbestrittene Bestandteile einer Krisenintervention sind, ist ein standardisiertes Debriefing mit einer zeitlich nah am Ereignis Rekonstruktion der Erfahrungen und die Begrenzung auf nur eine Sitzung als Frühintervention nach traumatischen Ereignissen nicht indiziert (Bengel & Becker, 2009; National Institute of Clinical Excellence, 2005; Rose, Bisson, Churchill & Wessely, 2006).

Im Folgenden werden die nur allgemeinen Frühmaßnahmen beschreiben. Für die spezifischen Frühinterventionen wird auf die Beschreibung der Therapie der PTBS verwiesen (Ehlers, 1999; Maercker, 2003).

Gefahr der Pathologisierung

Diagnosen, Schuldzuweisung und Bagatellisierung vermeiden

Der Umfang, die Art und die Intensität der therapeutischen Maßnahmen sind wie erwähnt von der Schwere des traumatischen Ereignisses, der Schwere der initialen Symptomatik und den individuell vorhandenen Risikofaktoren abhängig. Vor dem Hintergrund des insbesondere bei guter sozialer Einbindung häufig günstigen Verlaufs Akuter Belastungsstörungen ist immer auch zu bedenken, dass eine zu intensive Versorgung auch negative Auswirkungen haben kann. Der Betroffene könnte seine Reaktionen und seine Symptome aufgrund der therapeutischen Maßnahmen als abweichend und krankhaft interpretieren. Diagnosen können zusätzlich Angst erzeugen und sind deshalb zu vermeiden. Die Symptome und die erlebte Belastung können als „normale (Stress-)Reaktion auf eine außergewöhnliche Belastung" interpretiert werden. Dies gilt auch gegenüber Angehörigen. Auch wenn die Schuldfrage offensichtlich ist, spricht der Therapeut sie nicht aktiv an.

Selbstverständlich sind Vorwürfe nicht angebracht. Ferner dürfen die Gefühle der Betroffenen nicht bagatellisiert werden. Trost und zu schneller Blick auf eine Besserung in der Zukunft sollte vermieden werden, der Fokus liegt auf den aktuellen Gefühlen, den Gedanken und den körperlichen Reaktionen.

Fokus auf aktuellen Gefühlen und Gedanken

Die psychologische Versorgung der akuten Belastungsreaktion baut auf folgenden diagnostischen Informationen auf:

- Beurteilung der Situation und des Stressors.
- Einschätzung der aktuellen psychischen Situation des Betroffenen.
- Bisheriger Umgang mit der Belastung und Lösungsversuche.
- Beurteilung der Selbst- und Fremdgefährdung.
- Schutz- und Risikofaktoren, insbesondere aktuell verfügbare Ressourcen.

Die Grundprinzipien der Krisenintervention sind die ereignisnahe Versorgung und die Mobilisierung aller verfügbaren Ressourcen. Der Fokus liegt auf der aktuellen Situation. Unmittelbar nach einer traumatischen Erfahrung stehen stabilisierende Maßnahmen wie Vermitteln von Sicherheit, Hilfe bei der Orientierung, Befriedigung von Grundbedürfnissen, Raum für Ausdruck von Gefühlen, Informationsgabe und soziale Unterstützung im Vordergrund. Ziel der Maßnahmen ist es, Sicherheit und Schutz, Kontrolle und Vorhersagbarkeit zu vermitteln. Die aktuell verfügbaren Bewältigungsmöglichkeiten und die sozialen Ressourcen werden aktiviert. Die Krisenintervention ist somit gekennzeichnet durch:

Ereignisnahe Versorgung und Mobilisierung von Ressourcen

Kennzeichen der Krisenintervention

- Unmittelbare und sofortige Versorgung.
- Ausschluss von Selbst- und Fremdgefährdung.
- Sicherheit für alle Betroffenen.
- Konzentration auf das auslösende Ereignis.
- Stabilisierung.
- Einbeziehung aller verfügbaren Ressourcen aus dem Umfeld des Betroffenen.
- Verlaufsdiagnostik.
- Flexibles therapeutisches Handeln.
- Transparentes Vorgehen und eindeutige Kommunikation der Maßnahmen.

Für den Therapeuten ergibt sich daraus folgendes Vorgehen: Er gibt die Struktur vor, reagiert ruhig und einfühlsam auf die Schilderungen des Betroffenen. Eventuell auftretende Schuldgefühle werden besprochen, eine Konfrontation mit dem Erlebten wird jedoch nicht erzwungen. Nachdem Schutz und Sicherheit gegeben sind und die dringenden aktuellen Bedürfnisse befriedigt sind, sollten die Betroffenen Information und Aufklärung über die Belastungsfolgen erhalten. Die zentrale Botschaft lautet, dass die erlebten Reaktionen und Symptome eine Folge einer besonderen und außergewöhnlichen Situation sind. Die verständliche und dosierte Aufklärung informiert über Folgen traumatischer Erlebnisse, mögliche Symptome, Hilfs-

Schutz, Sicherheit und Psychoedukation

angebote, weiterführende Versorgung sowie über mögliche weitere Auswirkungen und Konsequenzen (Psychoedukation): Welche Reaktionen und Symptome sind nach einer traumatischen Erfahrung zu erwarten? Wie können sich Betroffene helfen, wie können sie die Erfahrung verarbeiten? Wie können Familie und Freunde helfen?

Vom „hilflosen Opfer" zum aktiven Bewältiger

Das Ziel dieser Maßnahmen ist es, dem Betroffenen einen Perspektivenwechsel vom „hilflosen Opfer" zum aktiven Bewältiger zu vermitteln. Die Informationen können einzelnen Personen oder auch Gruppen vermittelt werden. Partner und Angehörige können und sollen in die Informationsvermittlung einbezogen werden. Wie in der psychotherapeutischen Betreuung kommt dem Erstkontakt mit der traumatisierten Person besondere Bedeutung zu.

Die Prinzipien, denen psychologische Erstkontakte mit traumatisierten Personen folgen sollten, sind im folgenden Kasten zusammengefasst („psychische erste Hilfe"). Diese sind für Ersthelfer am Unfallort vorgeschlagen worden, können aber als generelle Regeln verwendet werden (Lasogga, 2008).

Prinzipien bei psychologischen Erstkontakten nach einem kritischem Lebensereignis

- Für Sicherheit und Abschirmung sorgen.
- Kontakt anbieten.
- Versorgung elementarer Bedürfnisse (u. a. Durst, Kontakt zur Familie).
- Aktives Zuhören anbieten, nicht Aufdrängen oder „Bohren".
- Beruhigung und Erdung als Ziel.
- Dosierte Information.
- Praktische Hilfen.
- Normalisieren des Unnormalen.
- Gefühle „flach halten", Betonung der kognitiven Ebene.
- Konzentration auf den nächsten Schritt: „Was ist jetzt das Wichtigste?"

Stabilisierungsphase

Bei Unfällen kann die Selbstkontrolle des Betroffenen durch die Übertragung von kleineren Aufgaben gestärkt werden. In Abhängigkeit vom Zustand der traumatisierten Person ist eine Stabilisierung erforderlich. Die Dauer der Stabilisierung wird individuell auf den Patienten abgestimmt und orientiert sich an folgenden Kriterien:

1. Art und Schwere des traumatischen Ereignisses,
2. aktueller und prätraumatischer Gesundheitszustand,
3. früherer Traumatisierungen,
4. ereignisbezogene Kognitionen und Persönlichkeitseigenschaften,
5. Qualität der sozialen Einbindung und Unterstützung,
6. Verfügbarkeit von unterstützenden Personen bzw. Institutionen.

Die Stabilisierungsphase dauert dabei umso länger, je negativer bzw. ungünstiger die genannten Faktoren ausgeprägt sind. Psychoedukative Interventionen im Sinne einer „Normalisierung des Unnormalen“ wie auch verständliche und dosierte Aufklärung bzw. Information über Traumafolgen, Verhaltensempfehlungen und Hilfsangebote geben den Betroffenen in dieser Phase Ruhe und Sicherheit (Bengel & Becker, 2009; Ehlers, 1999). Darüber hinaus ist es hilfreich, den Patienten Techniken zur „Erdung“ und Stabilisierung an die Hand zu geben. Als grundlegendes und routinemäßig durchzuführendes Verfahren empfiehlt sich die Übung „Innerer sicherer Ort“. Hierbei stellt sich der Patient einen Ort imaginativ vor, an dem er sich vollkommen sicher und entspannt fühlen kann. Diesen kann er dann später in Belastungssituationen immer wieder in der Fantasie aufsuchen und die beruhigende Wirkung gezielt für sich einsetzen (siehe Kapitel 4.4.1).

Methoden zur Stabilisierung

Weitere Übungen sind z. B. die „Tresorübung“ (s. o) oder die „Bildschirmtechnik“ (siehe Reddemann, 2005). Letztere kann sowohl zur Distanzierung eingesetzt werden, um ängstigende und verletzende Bilder zu neutralisieren, als auch zur späteren Traumakonfrontation. Der Mechanismus ist dabei der Gleiche: Der Patient erlangt das Gefühl der Kontrolle, indem er entweder das Angst und Beschwerden auslösende Bild „wegzoomt“ (kleiner macht, die Farbe herausnimmt etc.) was eine Distanzierung ermöglicht und der Stabilisierung dient. Alternativ holt er das emotional hoch geladene Bild heran, füllt es mit mehr Sinnesqualitäten (z. B. Farbe, Geräusche, Gerüche) und konfrontiert sich dadurch. Mit diesen Übungen kann der Betroffene lernen, starke Intrusionen besser zu kontrollieren und sich wieder auf den Lebensalltag zu konzentrieren. Allerdings wird ihm vermittelt, dass es sich hierbei nur um kurzfristig wirksame Methoden handelt, die keine langfristige Lösung der belastenden Erfahrungen ermöglicht.

Mechanismen der Stabilisierungsübungen

Eine gelingende Belastungsverarbeitung kann an den folgenden vier Faktoren festgemacht werden (Shalev, 2002):

Merkmale erfolgreicher Bewältigung

- Das Stresserleben nimmt mit zeitlichem Abstand zum Ereignis ab.
- Das Selbstwertgefühl und die Selbstachtung werden durch das Ereignis nicht grundlegend in Frage gestellt.
- Zwischenmenschliche Kontakte und Unterstützung werden gesucht und als positiv erlebt.
- Die Alltagsbewältigung gelingt (wieder).

Psychische erste Hilfe und Psychoedukation sollten Einzelpersonen sowie kleineren und größeren Gruppen unabhängig von den wahrgenommenen oder diagnostizierten Belastungsfolgen nach einem traumatischen Ereignis angeboten werden. Da dies jedoch entscheidend von den personellen Kapazitäten abhängt, ist gerade bei Großschadensereignissen die Identifizierung von Hochrisikopersonen sinnvoll und notwendig.

Hochrisikopersonen identifizieren

Vorrangige Versorgung von Hochrisikopersonen

Eine Akute Belastungsreaktion und eine Akute Belastungsstörung stellen eine Indikation für die allgemeinen Maßnahmen dar. Auch wenn der Forschungsstand noch keine eindeutigen Kriterien nahe legt, so sind die Risikofaktoren zu berücksichtigen. Je mehr Risikofaktoren und je weniger Schutzfaktoren eine Person aufweist, umso eher und intensiver wird sie versorgt. Im Falle von personellen Engpässen sind vorrangig diejenigen Personen zu versorgen, die nicht in ein stabiles soziales Netz entlassen werden können. Die Betroffenen werden entweder in eine adäquate Betreuung entlassen oder erhalten zumindest die Möglichkeit zu einem Kontakt mit einem Therapeuten. Hierzu bieten sich, wenn persönliche Treffen nicht möglich sind, Telefonkontakte, aber auch E-Mail- oder SMS-Kontakte an.

Betreuung durch komplementäre Dienste

Häufig nehmen Patienten nach traumatischen Ereignissen Kontakt mit den unterschiedlichsten Einrichtungen auf oder werden von Einsatzkräften oder Angehörigen dorthin verwiesen: Telefonseelsorge, Drogenberatungsstellen, Erziehungsberatungsstellen, Obdachlosenhilfe, Frauenhäuser, Selbsthilfegruppen, Schuldnerberatung, Sozialpsychiatrischer Dienst und Sozial- und Jugendamt. Im Rahmen der therapeutischen Maßnahmen sollte geprüft werden, inwieweit die Betroffenen von diesen komplementären Diensten weiter betreut werden können. Nicht immer sind diese Dienste jedoch erfahren in der Versorgung traumatisierter Personen. Hier ist gemeinsam zu klären, ob eine Weiterbetreuung realisiert werden kann bzw. eine enge fachliche Kooperation mit psychotraumatologisch weitergebildeten Kolleginnen und Kollegen möglich ist. Inzwischen verfügen die Landespsychotherapeutenkammern und die Landesärztekammern über Listen mit entsprechend spezialisierten Psychotherapeuten.

Indikation zu psychopharmakologischer Behandlung

In der Regel ist eine medikamentöse Behandlung bei psychischen Krisen nicht notwendig. Bei einer besonders schweren und komplizierten Symptomatik kann eine zeitlich befristete Pharmakotherapie jedoch angezeigt sein, z. B. bei starker Erregung, Hyperaktivität, Aggressivität, starker Angst und psychotischen Symptomen. Da bei allen Belastungsreaktionen die psychopharmakologische Therapie nur eine symptomatische Behandlung darstellt, hängen die Indikation und die Dosierung von der Symptomatik ab. Die Wirkung sollte schnell eintreten und nur von kurzer Dauer sein (geringe Halbwertszeit bzw. schneller Abbau). Vor einer psychopharmakologischen Behandlung müssen somatische Erkrankungen exploriert und bekannt sein. Eine somatische Erkrankung schließt nicht notwendigerweise eine psychopharmakologische Medikation aus, jedoch müssen Wechselwirkungen sowohl mit der Erkrankung als auch der aktuellen Medikation beachtet werden (Pajonk, Stoewer, Kinn & Fleiter, 2006).

Es gibt keine wissenschaftlichen Belege für die Verhinderung von PTBS durch irgendeine Substanz; ob Psychopharmaka posttraumatischen Folgestörungen vorbeugen können, wurde bislang nicht systematisch untersucht. Die Medikamente der Wahl bei Angst, Schlafstörungen und starker Erregung sind sedierende Antidepressiva. Die Gabe von Benzodiazepinen ist kritisch abzuwägen, v. a. wenn sie länger als eine Woche dauert.

Bei starker Erregung mit psychotischen Symptomen können atypische Antipsychotika indiziert sein. Das in der Notfallmedizin am häufigsten verwendete Antipsychotikum ist Haloperidol (z. B. Haldol). Haloperidol wirkt antipsychotisch und psychomotorisch dämpfend; es sediert kaum und hat nur geringe vegetative Nebenwirkungen. Bei der medikamentösen Therapie ist darauf zu achten, dass der Patient unter Beobachtung bleibt. Für einen Wechsel des Behandlers bzw. bei einer Weiterbehandlung ist die Dokumentation der ersten Versorgung und insbesondere der Medikation erforderlich.

Dokumentation der Erstversorgung

Medikation für Nachbehandler wichtig

Merke:

Die Grundprinzipien der Krisenintervention sind die ereignisnahe Versorgung und die Mobilisierung aller verfügbaren Ressourcen. Stabilisierende Maßnahmen, die Sicherheit und Schutz, Kontrolle und Vorhersagbarkeit vermitteln, stehen im Vordergrund. Die Konfrontation mit dem Erlebten wird weder provoziert noch gefördert. Angsterzeugende Diagnosen, Schuldzuweisungen und eine Bagatellisierung der Gefühle sind zu vermeiden. Der Fokus liegt auf der Bewältigung der aktuellen Situation. Eine verständliche und dosierte Aufklärung über Folgen traumatischer Erlebnisse, mögliche Symptome, Hilfsangebote sowie Möglichkeiten der weiterführenden Versorgung wird gegeben. Die erlebten Symptome werden als eine normale Folge einer außergewöhnlichen Situation interpretiert.

Im Falle von personellen Engpässen, insbesondere bei Großschadensereignissen, sind Betroffene mit Risikofaktoren, die nicht in ein stabiles soziales Netz entlassen werden können, zu identifizieren und vorrangig zu versorgen. Nach Möglichkeit sollte die Weiterbetreuung der Betroffenen geklärt werden. Bei der Vermittlung an komplementäre Dienste ist deren fachliche Kompetenz zu überprüfen. Eine medikamentöse Behandlung ist bei Akuten Belastungsreaktionen und Akuten Belastungsstörungen in der Regel nicht notwendig, kann jedoch bei einer besonders schweren Symptomatik zeitlich eng befristet erwogen werden.

6 Weiterführende Literatur

Deutsche Gesellschaft für Kinder- und Jugendpsychiatrie und Psychotherapie u. a. (Hrsg.). (2003). *Leitlinien zur Diagnostik und Therapie von psychischen Störungen im Säuglings-, Kindes- und Jugendalter* (2. Aufl.). Köln: Deutscher Ärzte Verlag.

Ehlers, A. (1999). *Posttraumatische Belastungsstörung*. Göttingen: Hogrefe.

Frommberger, U., Hecht, H. & Bengel, J. (2009). Anpassungsstörungen. In M. Berger (Hrsg.), *Psychische Erkrankungen. Klinik und Therapie* (3. Aufl., S. 697–708). München: Urban & Schwarzenberg.

Härter, M., Baumeister, H. & Bengel, J. (Hrsg.). (2007). *Psychische Störungen bei körperlichen Erkrankungen.* Berlin: Springer.

Hautzinger, M. (2003). *Kognitive Verhaltenstherapie bei Depressionen. Behandlungsanleitungen und Materialien.* Weinheim: PVU.

Kapfhammer, H.-P. (2003). Anpassungsstörung, akute und posttraumatische Belastungsstörung. In H.-J. Möller, G. Laux & H.-P. Kapfhammer (Hrsg.), *Psychiatrie und Psychotherapie* (2. Aufl., S. 1302–1341). Berlin: Springer.

Schwarz, M. (2002). Reaktionen auf schwere Belastungen und Anpassungsstörungen (F43). In W. Gaebel & F. Müller-Spahn (Hrsg.), *Diagnostik und Therapie psychischer Störungen* (S. 509–519). Stuttgart: Kohlhammer.

Vollmöller, W. (Hrsg.). (2004). *Grenzwertige psychische Störungen. Diagnostik und Therapie in Schwellenbereichen.* Stuttgart: Thieme.

Znoj, H. (2004). *Komplizierte Trauer.* Göttingen: Hogrefe.

7 Literatur

Ameln, F. v., Gerstmann, R. & Kramer, J. (2005). *Psychodrama.* Heidelberg: Springer.

American Psychiatric Association. (1994). *Diagnostic and Statistical Manual of Mental Disorders, Fourth Edition (DSM-IV).* Washington, DC: American Psychiatric Association.

American Psychiatric Association (2000). *Diagnostic and Statistical Manual of Mental Disorders, Fourth Edition, Text Revision (DSM-IV-TR).* Washington, DC: American Psychiatric Association.

Arolt, V., Gehrmann, A. & John, U. (1995). Psychiatrischer Konsildienst an einem Universitätsklinikum – Eine empirische Untersuchung zur Leistungscharakteristik. *Nervenarzt, 66,* 347–354.

Ayuso-Mateos, J. L., Vázquez-Barquero, J. L., Dowrick, C., Lehtinen, V., Dalgard, O. S., Casey, P., Wilkinson, C., Lasa, L., Page, H., Dunn, G., Wilkinson, G. & ODIN Group (2001). Depressive disorders in Europe: Prevalence figures from the ODIN study. *British Journal of Psychiatry, 179,* 308–316.

Barghaan, D., Watzke, B., Koch, U. & Schulz, H. (2005). *Analyse von Ausgangs-, Prozess- und Outcomedaten von Rehabilitationsmaßnahmen der BfA für Patienten mit psychischen/psychosomatischen Störungen. Abschlussbericht.* Hamburg: Universitätsklinikum Hamburg-Eppendorf.

Barth, J., Schumacher, M. & Herrmann-Lingen, C. (2004). Depression as a risk factor for mortality in patients with coronary heart disease: A meta-analysis. *Psychosomatic Medicine, 66,* 802–813.

Bastine, R. (Hrsg.). (1998). *Klinische Psychologie* (Band 1, 3. Aufl.). Stuttgart: Kohlhammer.

Baumeister, H. & Härter, M. (2007). Körperliche Beschwerden bei Patienten mit psychischen Störungen: Systematisierung und psychotherapeutische Implikationen. *Zeitschrift für Psychiatrie, Psychologie und Psychotherapie, 55,* 9–19.

Baumeister, H., Hoefler, M., Jacobi, F., Wittchen, H.-U., Bengel, J. & Härter, M. (2004). Psychische Störungen bei Patienten mit muskuloskelettalen und kardiovaskulären Erkrankungen im Vergleich zur Allgemeinbevölkerung. *Zeitschrift für Klinische Psychologie und Psychotherapie, 33,* 33–41.

Beck, A. T., Hautzinger, M., Bailer, M., Worall, H. & Keller, F. (1995). *Beck-Depressions-Inventar (BDI)* (2. Aufl.). Göttingen: Hogrefe.

Becker, E. & Hoyer, J. (2005). *Generalisierte Angststörung.* Göttingen: Hogrefe.

Bengel, J., Barth, J. & Härter, M. (2007). Körperlich Kranke. In B. Strauß, F. Hohagen & F. Caspar (Hrsg.), *Lehrbuch Psychotherapie* (Band 2, S. 837–859). Göttingen: Hogrefe.

Bengel, J. & Becker, K. (2009). Psychologische Frühinterventionen. In A. Maercker (Hrsg.), *Posttraumatische Belastungsstörungen* (3. Aufl., S. 163–185). Berlin: Springer.

Bengel, J., Meinders-Lücking, F. & Rottmann, N. (2009). *Schutzfaktoren bei Kindern und Jugendlichen – Stand der Forschung zu psychosozialen Schutzfaktoren für Gesundheit.* Köln: BZgA.

Bisson, J. I., Shepherd, J., Joy, D., Probert, R. & Newcombe, R. (2004). Treating acute stress disorder: An evaluation of cognitive behavior therapy and supporting counseling techniques. *British Journal of Psychiatry – Supplement, 184,* 63–69.

Boos, A. (2005). *Kognitive Verhaltenstherapie nach chronischer Traumatisierung – Ein Therapiemanual.* Göttingen: Hogrefe.

Brewin, C. R., Andrews, B. & Valentine, J. D. (2000). Meta-analysis of risk-factors for posttraumatic stress disorder in trauma-exposed adults. *Journal of Consulting and Clinical Psychology, 68* (5), 748–766.

Bronisch, T. (1991). Adjustment reactions: A long-term prospective and retrospective follow-up of former patients in a crisis intervention ward. *Acta Psychiatrica Scandinavica, 84,* 86–93.

Bryant, R. A., Sackville, T., Dang, S., Moulds, M. & Guthrie, R. (1999). Treating acute stress disorder: An evaluation of cognitive behavior therapy and supporting counseling techniques. *American Journal of Psychiatry, 156,* 1780–1786.

Casey, P., Dowrick, C. & Wilkinson, G. (2001). Adjustment disorders. Fault line in psychiatric glossary. *British Journal of Psychiatry, 179,* 479–481.

Deutsche Angestellten Krankenkasse. (2005). *DAK-Gesundheitsreport 2005. Schwerpunkt Angst und Depression.* Hamburg: Eigendruck.

Deutsche Rentenversicherung Bund. (2008). *Statistik der Deutschen Rentenversicherung – Rehabilitation 2007* (Band 169). Würzburg: DRV Bund.

Dilling, H. & Freyberger, H. J. (Hrsg.). (2006). *Taschenführer zur ICD-10-Klassifikation psychischer Störungen.* Bern: Huber.

Dilling, H., Mombour, W. & Schmidt, M. H. (2004). *Internationale Klassifikation psychischer Störungen: ICD-10, Kapitel V (F), diagnostische Kriterien für Forschung und Praxis.* Bern: Huber.

Dilling, H., Mombour, W. & Schmidt, M. H. (2008). *Internationale Klassifikation psychischer Störungen: ICD-10, Kapitel V (F), klinisch-diagnostische Leitlinien* (6. Aufl.). Bern: Huber.

Ebert, D. (2003). *Psychiatrie systematisch.* Bremen: Uni-Med.

Ehlers, A. (1999). *Posttraumatische Belastungsstörung.* Göttingen: Hogrefe.

Ehlers, A. & Clark, D. M. (2000). A cognitive model of posttraumatic stress disorders. *Behavior Research und Therapy, 38,* 319–345.

Ehlers, A., Clark, D. M., Hackmann, A., McManus, F., Fennel, M., Herbert, C. & Mayou, R. (2003). A randomized controlled trial of cognitive therapy, a self-help booklet, and repeated assessments as early interventions for posttraumatic stress disorder. *Archives of General Psychiatry, 60,* 1024–1032.

Erdmann, G. & Jahnke, W. (2008). *SVF. Stressverarbeitungsfragebogen.* Göttingen: Hogrefe.

Franke, G. H. (2002). *SCL-90-R. Die Symptom-Checkliste von Derogatis. Deutsche Version – Manual* (2. Aufl.). Göttingen: Beltz.

Frommberger, U., Hecht, H. & Bengel, J. (2009). Anpassungsstörungen. In M. Berger (Hrsg.), *Psychische Erkrankungen. Klinik und Therapie* (3. Aufl., S. 697–708). München: Urban & Schwarzenberg.

Gaab, J. & Ehlert, U. (2005). *Chronische Erschöpfung und Chronisches Erschöpfungssyndrom.* Göttingen: Hogrefe.

Härter, M., Baumeister, H. & Bengel, J. (2007a). Psychische Störungen bei Patienten mit einer somatischen Erkrankung aus der medizinischen Rehabilitation. In M. Härter, H. Baumeister & J. Bengel (Hrsg.), *Psychische Störungen bei körperlichen Erkrankungen* (S. 55–70). Berlin: Springer.

Härter, M., Baumeister, H. & Bengel, J. (Hrsg.). (2007b). *Psychische Störungen bei körperlicher Krankheit.* Berlin: Springer.

Harvey, A. G. & Bryant, R. A. (2002). Acute stress disorder: A synthesis and critique. *Psychological Bulletin, 128* (6), 886–902.

Hautzinger, M. & Bailer, M. (1993). *Allgemeine Depressions Skala (ADS).* Weinheim: Beltz.

Hautzinger, M. & de Jong-Meyer, R. (2003). Depressionen. In H. Reinecker (Hrsg.), *Lehrbuch der Klinischen Psychologie und Psychotherapie* (4. vollst. überarb. u. erw. Aufl., S. 215–258). Göttingen: Hogrefe.

Herrmann, C., Buss, U. & Snaith, R. P. (1995). *HADS-D. Hospital Anxiety and Depression Scale – Deutsche Version. Ein Fragebogen zur Erfassung von Angst und Depressivität in der somatischen Medizin.* Bern: Huber.

Hesse, J. (2003). Die Initialzündung – oder wie ein gelöster Blick die Lebensgeister wieder wecken kann. In H. Schemmel & J. Schaller (Hrsg.), *Ressourcen. Ein Hand- und Lesebuch zur therapeutischen Arbeit* (S. 453–459). Tübingen: DGVT.

Hiller, W., Zaudig, M. & Mombour, W. (1995). *Internationale Diagnosen Checklisten für ICD-10.* Bern: Huber.

Huber, M. (1995). *Multiple Persönlichkeiten. Überlebende extremer Gewalt.* Frankfurt: Fischer.

Huber, M. (2005). *Trauma und die Folgen. Teil 1: Trauma und Traumabehandlung.* Paderborn: Junfermann.

Jacobi, F., Wittchen, H.-U., Hölting, C., Höfler, M., Pfister, H., Müller, N. & Lieb, R. (2004). Prevalence, comorbidity and correlates of mental disorders in the general population: Results from the German Health Interview and Examination Survey (GHS). *Psychological Medicine, 34,* 597–611.

Kapfhammer, H.-P. (2003). Anpassungsstörung, akute und posttraumatische Belastungsstörung. In H.-J. Möller, G. Laux & H.-P. Kapfhammer (Hrsg.), *Psychiatrie und Psychotherapie* (S. 1302–1341). Berlin: Springer.

Kaplan, H. I., Sadock, B. J. & Grebb, J. A. (1994). *Kaplan and Sadock's Synopsis of Psychiatry* (7th ed.). Baltimore: Williams & Wilkins.

Kessler, R. C. & Walters, E. E. (2002). The National Comorbidity Survey. In M. T. Tsuang & M. Tohen (Eds.), *Textbook in Psychiatric Epidemiology* (2nd ed., pp. 343–362). New York: John Wiley & Sons.

Klauer, T. & Filipp, S.-H. (1993). *Trierer Skalen zur Krankheitsbewältigung (TSK).* Göttingen: Hogrefe.

Kröger, C. B. & Lohmann, B. (2007). *Tabakkonsum und Tabakabhängigkeit*. Göttingen: Hogrefe.

Kunzke, D. & Güls, F. (2003). Diagnostik einfacher und komplexer posttraumatischer Störungen im Erwachsenenalter. *Psychotherapeut, 48,* 50–70.

Lasogga, F. (2008). Psychische Erste Hilfe. In F. Lasogga & B. Gasch (Hrsg.), *Notfallpsychologie* (S. 73–84). Berlin: Springer.

Lichtenthal, W. G., Cruess, D. G. & Prigerson, H. G. (2004). A case for establishing complicated grief as a distinct mental disorder in DSM-V. *Clinical Psychology Review, 24,* 637–662.

Linden, M., Schippan, B., Baumann, K. & Spielberg, R. (2004). Die posttraumatische Verbitterungsstörung. *Nervenarzt, 75,* 51–57.

Lindenmeyer, J. (2005). *Alkoholabhängigkeit.* Göttingen: Hogrefe.

Linehan, M. (1996). *Trainingsmanual zur dialektisch-behavioralen Therapie der Borderline-Persönlichkeitsstörung*. München: CIP-Medien.

Maercker, A. (2003). *Therapie der Posttraumatischen Belastungsstörungen* (2. Aufl.). Berlin: Springer.

Maercker, A. & Schützwohl, M. (1998). Erfassung von psychischen Belastungsfolgen: Die Impact of Event Skala – revidierte Version. *Diagnostica, 44,* 130–141.

Margraf, J. & Schneider, S. (1990). *Panik. Angstanfälle und ihre Behandlung*. Berlin: Springer.

Margraf, J. & Schneider, S. (1994). *Diagnostisches Interview bei psychischen Störungen. Kurzfassung. (Mini-DIPS).* Berlin: Springer.

Möller, H.-J., Laux, G. & Deister, A. (2005). *Psychiatrie und Psychotherapie*. Stuttgart: Thieme.

Muthny, F. A. (1989). *Freiburger Fragebogen zur Krankheitsverarbeitung – Manual.* Weinheim: Beltz Test.

National Institute of Clinical Excellence. (2005). *Post-traumatic stress disorder – The management of PTSD in adults and children in primary and secondary care. National Clinical Practice Guideline Number 26.* London: Gaskell and the British Psychological Society.

Neubert, C. & Reschke, K. (2004). *Anpassungsstörungen bei Jugendlichen.* Hamburg: Dr. Kovacs.

Newcorn, J. H. & Strain, J. (1992). Adjustment disorder in children and adolescents. *Journal of the American Academy of Child and Adolescent Psychiatry, 31,* 318–326.

Ozer, E., Best, S., Lipsey, T. & Weiss, D. (2003). Predictors of posttraumatic stress disorder and symptoms in adults: A meta-analysis. *Psychological Bulletin, 129* (1), 53–73.

Pajonk, F., Stoewer, S., Kinn, M. & Fleiter, B. (2006). Psychopharmakotherapie in der Notfallmedizin. *Notfall und Rettungsmedizin, 9* (4), 393–402.

Perrez, M., Laireiter, A.-R. & Baumann, U. (2005). Psychologische Faktoren: Stress und Coping. In M. Perrez & U. Baumann (Hrsg.), *Lehrbuch Klinische Psychologie – Psychotherapie* (S. 272–304). Bern: Huber.

Potreck-Rose, F. & Jacob, G. (2004). *Selbstzuwendung, Selbstakzeptanz, Selbstvertrauen.* Stuttgart: Pfeiffer bei Klett-Cotta.

Reddemann, L. (2005). *Imagination als heilsame Kraft. Zur Behandlung von Traumafolgen mit ressourcenorientierten Verfahren.* Stuttgart: Pfeiffer bei Klett-Cotta.

Rief, W. (2005). Somatoforme und dissoziative Störungen (Konversionsstörungen): Klassifikation und Diagnostik. In M. Perrez & U. Baumann (Hrsg.), *Lehrbuch Klinische Psychologie – Psychotherapie* (S. 940–946). Bern: Huber.

Rose, S., Bisson, J. I., Churchill, R. & Wessely, S. (2006). Psychological debriefing for preventing post traumatic stress disorder (PTSD). *Cochrane Database of Systematic Reviews, 4.*

Saß, H., Wittchen, H.-U., Zaudig, M. & Houben, I. (2003). *Diagnostisches und Statistisches Manual Psychischer Störungen. (DSM-IV-TR). Textrevision.* Göttingen: Hogrefe.

Schemmel, H. & Schaller, J. (Hrsg.). (2003). *Ressourcen.* Tübingen: DGVT.

Schippan, B., Baumann, K. & Linden, M. (2004). Weisheitstherapie – kognitive Therapie der posttraumatischen Verbitterungsstörung. *Verhaltenstherapie, 14,* 284–293.

Schneider, S. & Margraf, J. (2005). *Diagnostisches Interview bei psychischen Störungen (DIPS)* (3. Aufl.). Heidelberg: Springer.

Schramm, E. (Hrsg.). (1996). *Interpersonelle Therapie bei Depressionen und anderen psychischen Störungen.* Stuttgart: Schattauer.

Schulz, P., Schlotz, W. & Becker, P. (2004). *Trierer Inventar zum chronischen Stress (TICS).* Göttingen: Hogrefe.

Schwarz, M. (2002). Reaktionen auf schwere Belastungen und Anpassungsstörungen (F43). In W. Gaebel & F. Müller-Spahn (Hrsg.), *Diagnostik und Therapie psychischer Störungen* (S. 509–519). Stuttgart: Kohlhammer.

Schweiger, U. & Hohagen, F. (2000). Anpassungsstörungen. In H. Helmchen, F. Henn, H. Lauter & N. Sartorius (Hrsg.), *Psychiatrie der Gegenwart* (Band 3, Psychiatrie spezieller Lebenssituationen, S. 137–148). Berlin: Springer.

Shalev, A. (2002). Acute stress in adults. *Biological Psychiatry, 51,* 532–544.

Snyder, S., Strain, J. J. & Wolf, D. (1990). Differentiating major depression from adjustment disorder with depressed mood in the medical setting. *General Hospital Psychiatry, 12,* 159–165.

Steil, R. & Füchsel, G. (2006). *Interviews zu Belastungsstörungen bei Kindern und Jugendlichen (IBS-KJ).* Göttingen: Hogrefe.

Stieglitz, R.-D., Nyberg, E., Albert, M., Frommberger, U. & Berger, M. (2002). Entwicklung eines Screeninginstrumentes zur Identifizierung von Risikopatienten für die Entwicklung einer Posttraumatischen Belastungsstörung (PTB) nach einem Verkehrsunfall. *Zeitschrift für Klinische Psychologie und Psychotherapie, 31* (1), 22–30.

Switek, T. (2003). Die Trumpfkarten – ein Werkzeug, um KlientInnen auf dem Weg zu ihren Zielen zu unterstützen. In H. Schemmel & J. Schaller (Hrsg.), *Ressourcen. Ein Hand- und Lesebuch zur therapeutischen Arbeit* (S. 461–499). Tübingen: DGVT.

Velden, P. v. d. & Wittmann, L. (2008). The independent predictive value of peritraumatic dissociation for PTSD symptomatology after type I trauma: A systematic review of prospective studies. *Clinical Psychology Review, 28* (6), 1009–1020.

Verband Deutscher Rentenversicherungsträger. (2003). *VDR Statistik Rehabilitation.* Würzburg: Universitätsdruckerei Stürz.

Wittchen, H.-U., Zaudig, M. & Fydrich, T. (1997). *Strukturiertes klinisches Interview für DSM-IV: SKID.* Göttingen: Hogrefe.

Znoj, H. (2004). *Komplizierte Trauer.* Göttingen: Hogrefe.

8 Anhang

Zielerreichungsskalierung (GAS)		
Problem Nr.: _______ Problembezeichnung: ______________________		
+4	In welchem Erleben und Verhalten würde sich das Problem zeigen, wenn es um vier Punkte weniger schlimm würde?	
+3	In welchem Erleben und Verhalten würde sich das Problem zeigen, wenn es um drei Punkte weniger schlimm würde?	
+2	In welchem Erleben und Verhalten würde sich das Problem zeigen, wenn es um zwei Punkte weniger schlimm würde?	
+1	In welchem Erleben und Verhalten würde sich das Problem zeigen, wenn es um einen Punkt weniger schlimm würde?	
0	In welchem Erleben und Verhalten zeigt sich das Problem im Moment?	
−1	In welchem Erleben und Verhalten würde sich das Problem zeigen, wenn es um einen Punkt schlechter würde	
−2	In welchem Erleben und Verhalten würde sich das Problem zeigen, wenn es um zwei Punkte schlechter würde?	

Tagesprotokoll negativer Gedanken (nach Hautzinger, 2003)

Situations-beschreibung	Gefühl	Automatische Gedanken	Rationalere Gedanken	Ergebnis
Aktuelle Ereignisse/Gedanken/Tagträume, die zu unangenehmen Gefühlen führen.	Genau angeben (z. B. Angst, Wut), Einschätzen von 0 bis 100 %.	Die automatischen negativen Gedanken angeben, die dem Gefühl vorausgingen. Einschätzung der Gültigkeit von 0 bis 100 %.	Rationale Reaktion auf automatische Gedanken aufschreiben. Einschätzung der Gültigkeit von 0 bis 100 %.	Gefühle nach den rationaleren Gedanken angeben und einschätzen von 0 bis 100 %.

Wheel of Life (Ist-Zustand)	
Aus welchen Lebensbereichen ziehe ich aktuell wie viel Zufriedenheit? **Ist-Zustand**	
Welche Lebensbereiche fallen mir ein? 1. ____________ 2. ____________ 3. ____________ 4. ____________ 5. ____________ 6. ____________ 7. ____________ 8. ____________ 9. ____________ 10. ____________	

Wheel of Life (Soll-Zustand)	
Aus welchen Lebensbereichen möchte ich wie viel Zufriedenheit ziehen? **Soll-Zustand**	
Welche Lebensbereiche fallen mir ein? 1. ____________ 2. ____________ 3. ____________ 4. ____________ 5. ____________ 6. ____________ 7. ____________ 8. ____________ 9. ____________ 10. ____________	

Der Weg vom „Ist“ zum „Soll“[3]				
Ich möchte versuchen, mehr Zufriedenheit aus dem folgenden Lebensbereich zu ziehen: ____________ Welches Ziel will ich erreichen? ____________ Woran kann ich erkennen, dass ich mein Ziel erreicht habe? ____________ ____________				
	Schritt 1	**Schritt 2**	**Schritt 3**	
Welche Schritte werde ich machen?				P L A N U N G
Wann? Wie oft? In welchem Zeitraum?				
Wie sehr werde ich mich anstrengen (0–100 %)?				
Welche Belohnung werde ich mir geben?				
Ergebnis/ Erfolg: Wann?				E R F O L G
Wie sehr habe ich mich angestrengt?				
Welche Belohnung habe ich mir gegeben?				

3 modifiziert nach Potreck-Rose und Jacob (2004)

Kurzanleitung für die Exploration

- Anlass der Kontaktaufnahme und formaler Überweisungsweg

- Aktuelle Symptomatik und bisheriger Verlauf

- Suizidalität

- Kritisches oder traumatisches Ereignis
  - Was ist geschehen, was hat sich ereignet?
  - Wer war beteiligt?
  - Was war die Funktion oder Rolle des/der Patienten/Patientin?

- Subjektives Erklärungsmodell für die Symptome und Beschwerden
  - Bringt der/die Patient/in seine/ihre Beschwerden selbst in Zusammenhang mit dem vorangegangenen Stressor?
  - Betrachtet er/sie andere, frühere Erfahrungen und Erlebnisse als relevant?
  - Sieht er/sie eigene, aktive Beeinflussungsmöglichkeiten zur Verbesserung seines/ihres Befindens?

- Versuche der Problembewältigung
  - Wie ist der/die Patient/in bisher mit der Symptomatik umgegangen?
  - Liegen dysfunktionale Bewältigungsmuster vor (z. B. Suchtmittelkonsum)?

- Risikofaktoren und Schutzfaktoren
  - Auf welche Ressourcen kann der/die Patient/in zurückgreifen?
  - Welche Faktoren und Verhaltensweisen könnten die Symptomatik aufrechterhalten oder verschlimmern?

- Soziales Netz und Einbindung
  - Wer hat bisher unterstützt und geholfen?
  - Mit welcher Hilfe ist von wem und wie lange zu rechnen?

- Krankheitsanamnese und komorbide Störungen
  - Liegt eine andere psychische Störung vor?
  - Ist die aktuelle Symptomatik im Sinne einer Verschlimmerung einer bereits vorher bestehenden psychischen Erkrankung zu betrachten?
  - Liegt eine körperliche Erkrankung vor?
  - Welche Medikamente werden eingenommen?